DIE INTERMITTIERENDE KOMPRESSION

bei der Behandlung des geschwollenen Beines
und zur Prophylaxe thromboembolischer Erkrankungen

Herausgegeben von
Prof. Dr. med. U. Brunner
Dr. med. A. Schrey

Anschriften der Herausgeber:

Prof. Dr. med. U. Brunner
Abteilung für periphere vaskuläre Chirurgie
Chirurgische Klinik B
Universitätsspital Zürich
CH-8091 Zürich

Dr. med. A. Schrey
42 Rue Du Dix Octobre
Bereldange
Luxembourg

© 1983 Sanol Schwarz GmbH Monheim

ISBN 3-922432-01-8

Copyright 1983 by H. U. F. Verlag
　　　　　　　　　Dr. med. H. U. Feldmann
　　　　　　　　　Markt 5
　　　　　　　　　D-4300 Essen 1
Printed in Germany

Alle Rechte vorbehalten, insbesondere das Recht der Vervielfältigung und Verbreitung sowie der Übersetzung in Fremdsprachen.
Kein Teil des Druckwerkes darf in irgendeiner Form ohne Genehmigung des Verlages reproduziert werden.

Druck und Herstellung: Seip & Körner oHG
　　　　　　　　　　　　Schloßstraße 53
　　　　　　　　　　　　D-4000 Düsseldorf 30

Vorwort

Die intermittierende Kompression stellt eine attraktive Methode zur Erzeugung systolischer und diastolischer Phasen der venösen und lymphatischen Zirkulation dar. Sie ahmt die Funktion der Muskel-Venen-Pumpe der Beine nach.

Die Möglichkeiten dieser Methode bei der Behandlung des geschwollenen Beins und zur Prophylaxe thromboembolischer Erkrankungen wurden von Experten aus den USA (Mayo-Klinik), Großbritannien, Österreich, der Schweiz und der Bundesrepublik unter der wissenschaftlichen Leitung von U. Brunner, Zürich, der Moderation von N. Klüken, Essen, und W. Schneider, Tübingen, referiert und diskutiert.

Der stationäre und ambulante Einsatz moderner Geräte erweitert bereits etablierte Therapieformen zur Behandlung von Beinschwellungen beim Lymphödem und bei chronisch venöser Insuffizienz. Er ergibt eine inzwischen bewährte, problemlos anwendbare und risikoarme Alternative oder Ergänzung bisheriger Methoden zur Prophylaxe thromboembolischer Erkrankungen.

Die sehr ausführliche Diskussion wurde von einem Redaktionsstab überarbeitet. Wir bitten unsere Leser um Meinungsäußerungen und Ergänzungsvorschläge. Wir danken dem Verlag für die gute Zusammenarbeit.

Die Herausgeber

Inhaltsverzeichnis

Begrüßung und Einleitung 10
U. Brunner

Die intermittierende Kompression von den Anfängen bis heute 11
D. Melrose

I. Das lymphatische Ödem
Moderation U. Brunner

Das Problem des geschwollenen Beins 18
K. A. Lofgren

Das Lymphödem der Beine: Diagnose, Therapie und Einsatz der
intermittierenden Kompression 22
U. Brunner

Invited Comment – Diskussionsbeitrag 32
J. Pflug

Diskussion im Plenum 42

II. Chronische venöse Insuffizienz
Moderation: N. Klüken

Die alternative Kompression als naturgegebenes Prinzip 48
W. Schneider

Gemeinsamkeiten von Diagnostik und Behandlung der chronisch-venösen
Insuffizienz im Hinblick auf die intermittierende Kompression 49
Th. Wuppermann

Alternative Überlegungen zur Wirkungsweise der
intermittierenden Kompression 54
R. Schmitz

Mikrozirkulation bei der chronisch-venösen Insuffizienz 56
A. Bollinger

Untersuchungen zur Wirksamkeit der intermittierenden Kompression . . 57
H. Partsch

Der Stellenwert der intermittierenden Kompression bei der Behandlung des
chronischen Ödems unterschiedlicher Genese 64
J. Pflug

Diskussionsbemerkung zur klinischen Wirkung der
intermittierenden Kompression 75
R. Schmitz

Apparative intermittierende Kompressionstherapie bei Kranken mit
arterieller Verschlußkrankheit 77
N. Klüken

Diskussion im Plenum 79

III. Thromboembolie-Prophylaxe
Moderation: W. Schneider

Kommentar zum Film „Die Sprunggelenkpumpe":
Fließgeschwindigkeitsmessung in der Vena saphena und der Vena femoralis
mit und ohne Kompressionsverbände 88
A. A. Bolliger

Überblick über die gebräuchlichen Methoden der Thrombose-Prophylaxe   92
A. A. Bolliger

Heutige Möglichkeiten der mechanischen Thrombose-Prophylaxe . . .   94
E. Mühe

Intermittierende Kompression in der orthopädischen Chirurgie   102
F. Bachmann

Diskussionsbeitrag:
Erfahrungen mit der Anwendung der intermittierenden Kompression in der
Allgemeinchirurgie 110
G. H. Ott

Vergleichende Untersuchung zur Auswirkung der intermittierenden,
pneumatischen Kompression und der Fahrradergometerbelastung
auf die Hämostase 112
M. Köhler

Die hämodynamischen Auswirkungen der intermittierenden
Beinkompression 116
V. C. Roberts

Fibrinolytischer Effekt und biochemische Aspekte der intermittierenden
Beinkompression 126
P. Knox

Die statistische Bewertung prophylaktischer Methoden 133
P. J. Vitek

Diskussion im Plenum 137

Schlußworte 143
W. Schneider
U. Brunner

Zusammenfassung für den praktizierenden Arzt 144
A. Schrey

Verzeichnis der Referenten

Prof. Dr. med. F. Bachmann
Hämatologische Abteilung
Zentral-Labor CHUV
CH-1011 Lausanne

Dr. med. A. A. Bolliger S.G.P., FICA
Felsenrainstraße 14
CH 8052 Zürich-Seebach

Prof. Dr. med. A. Bollinger
Angiologische Abteilung
Department für Innere Medizin
Poliklinik
Universitätsspital Zürich
CH 8091 Zürich

Prof. Dr. med. U. Brunner
Abteilung für periphere
vaskuläre Chirurgie
an der Chirurgischen Klinik B
Universitätsspital
CH 8091 Zürich

Prof. Prof. h. c. Dr. med.
Dr. h. c. N. Klüken
Angiologische Abteilung des
Universitätsklinikums Essen
Hufelandstraße 55
4300 Essen 1

P. Knox M. D.
Department of Biochemistry
St. George's Hospital
Medical School
Cranner Terrace
GB London SW 17

Dr. med. M. Köhler
Institut für Hämostaseologie
Universitätsklinik Homburg
6650 Homburg/Saar

Prof. Dr. K. A. Lofgren M. D.
Department of peripheral
vascular surgery
Mayo Clinic
Rochester
MN 55901 USA

Prof. D. Melrose
Royal Postgraduate
Medical School
Ducane Road
GB London W 12

Prof. Dr. med. E. Mühe
Chirurgische Klinik mit Poliklinik de
Universität Erlangen-Nürnberg
Maximilianplatz
8520 Erlangen

Prof. Dr. med. G. H. Ott
Chirurgische Abteilung
Evangelisches Krankenhaus
Bad Godesberg
Waldstraße 73
5300 Bonn 2

Univ. Doz. Dr. med. H. Partsch
Gefäßambulanz
Hanusch-Krankenhaus
Heinrich-Collin-Straße 30
A 1140 Wien

J. Pflug M. D., Ph. D., F.A.C.S.
Swollen Leg Clinic
Hammersmith Hospital
Royal Postgraduate Medical School
Ducane Road
GB London W 12

V. C. Roberts PhD FIEE
Biomedical Engineering Department
King's College Hospital
Medical School
Denmark Hill
GB London S.E.5

Prof. Dr. med. R. Schmitz
Arzt für Hautkrankheiten
Vogelsangstraße 4
7300 Esslingen a. N.

Prof. Dr. med. W. Schneider
Universitätshautklinik
Liebermeisterstraße 25
7400 Tübingen

Dr. P. J. Vitek
Computer Centre
Royal Postgraduate
Medical School
Hammersmith Hospital
Ducane Road
GB London W 12

Prof. Dr. med. Th. Wuppermann
Abt. Angiologie und Nuklearmedizin
Medizinische Hochschule Hannover
Karl-Wiechert-Allee 9
3000 Hannover 61

Begrüßung und Einleitung

U. Brunner
Abteilung für periphere vaskuläre Chirurgie
an der Chirurgischen Klinik B
Universitätsspital
CH 8091 Zürich

Meine verehrten Damen und Herren,

ich freue mich, daß Sie so zahlreich zu diesem Symposium erschienen sind. Der große Verdienst der Zusammenstellung dieses hochinteressanten Programms fällt der Organisation der Firma Sanol zu. Ich fühle mich sehr geehrt, hier als wissenschaftlicher Chairman agieren zu dürfen. Ich weiß nicht, warum mir diese Ehre zufällt. Vielleicht ist es der Gedanke der Firma, einen Praktiker hier an dieses Pult zu stellen, der von morgens bis abends mit Ödemen zu tun hat. Ich werde gern versuchen, in Zusammenarbeit mit den Herren Vorsitzenden die Grundlagen zu erarbeiten, die uns als therapeutische Richtlinien in den Alltag begleiten können. In diesem Sinn, meine Damen und Herren, wünsche ich Ihnen einige anregende Ideen und darf jetzt zur Eröffnung Herrn Melrose, einen Altmeister der intermittierenden Kompression, um seinen Vortrag bitten.

Die intermittierende Kompression von den Anfängen bis heute

D. Melrose
Royal Postgraduate Medical School
Ducane Road
GB London W 12

Die intermittierende Kompression ist im Grunde keine Neuheit. Die inzwischen erzielten Fortschritte sollten jedoch heute näher betrachtet werden. Die Thromboembolie nach chirurgischen Eingriffen stellt auch bei jungen, gesunden Personen eine ernsthafte Komplikation dar. Aus diesem Grund müssen sich Internisten und Chirurgen mit diesem Gebiet eingehend auseinandersetzen. Wir haben im Hammersmith Hospital vor ca. 20 Jahren begonnen, uns mit dieser Methode zu beschäftigen, zu einem Zeitpunkt als bessere Nachweismöglichkeiten für Thrombosen zur Anwendung kamen.

Ich habe die Autorenangaben zum Thema zusammengestellt. Eine davon nennt Herr Pflug, der heute bei unserem Workshop anwesend ist. Weitere Angaben beziehen sich auf Nicholaides vom St. Mary's Hospital und auf Warlow. Venenthrombosen wurden außerordentlich oft beobachtet und radioaktive Substanzen zum Nachweis verwendet. Heparin war natürlich die am häufigsten angewandte prophylaktische Methode. Wir waren aber schon damals davon überzeugt, daß es einfachere Möglichkeiten zur Prophylaxe geben mußte. Mechanische Methoden wurden bereits verwendet. Sie waren jedoch schmerzhaft, unbequem oder zu kompliziert.

Abbildung 1 zeigt ein frühes Modell der Kompressionsmethode. Der Druck entspricht 50 cm Wasser. Sie wird 1–2 Minuten lang an einem Bein angewendet, dann wird auf das andere Bein umgeschaltet. Diese Methode war jedoch recht umständlich und ließ sich nicht ohne weiteres auf einem Operationstisch durchführen. Aber wir hatten damit die Möglichkeit, entsprechende Studien zu betreiben.

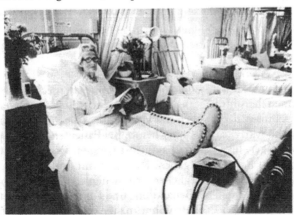

Abb. 1

Wir haben ca. 100 Patienten, die sich größeren Operationen unterziehen mußten, untersucht. 50 wurden mit dieser Methode behandelt, und zwar unmittelbar vor dem Eingriff intraoperativ und 2 Tage postoperativ. Bei den Kontrollen ergab sich erwartungsgemäß eine Gesamtthromboserate von 30% postoperativ (Abb. 2).

	The first 100 patients		
	INCIDENCE OF THROMBOSIS		
	No D.V.T.	D.V.T.	Total
Controls	35	15	50
Treated	45	5	50
	$X^2 = 5.416$		$0.02 > P > 0.01$

Abb. 2

In der Behandlungsgruppe zeigte sich eine eindeutige Abnahme der postoperativen Thrombosen tiefer Venen. Bei näherer Betrachtung dieser Zahlen stellen wir fest, daß die Abnahme insgesamt zwischen 10–30% betrug. Bei Patienten ohne maligne Erkrankungen trat eine noch deutlichere Senkung der Thromboserate ein. Besonders Patienten über 60 Jahre wiesen eindeutige Besserungsraten auf. Leider konnten wir den Wert dieser Methode nicht auch bei Patienten mit malignen Erkrankungen nachweisen.

Wir versuchten damals festzustellen, ob die Wirkung auf mechanischen oder anderen Mechanismen beruhte. Deshalb wurden hämatologische Parameter untersucht. Das Ergebnis war eigentlich schon bekannt. Chirurgische Eingriffe setzen die fibrinolytische Aktivität des Blutes herab. Bei Patienten im postoperativen Stadium dauert es länger, bis Gerinnsel aufgelöst werden, wie die Kontrollen gegenüber den operierten Patienten ergaben. Patienten mit und ohne maligne Erkrankungen wurden miteinander verglichen. Bei malignen Erkrankungen zeigte sich kaum ein Unterschied zwischen Behandlung und Kontrolle. Ein deutlicher Unterschied bestand dagegen bei Patienten ohne maligne Erkrankungen (Abb. 3).

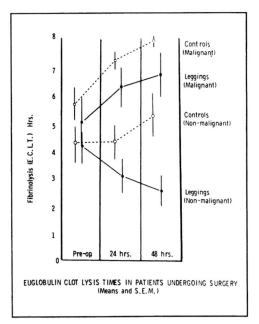

Abb. 3

Wir sind zu dem Schluß gekommen, daß mehr als eine bloße mechanische Wirkung vorliegt, und komprimierten deshalb statt der Beine die Arme. Dabei ergab sich eine deutliche Wirkung, die wir auch nachweisen konnten (Abb. 4)

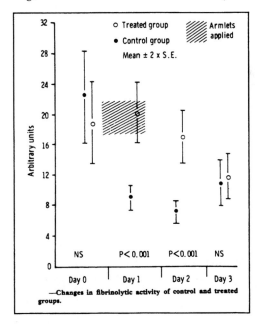

Abb. 4

Wir gewannen damit die Überzeugung, daß diese Methode nicht nur eine mechanische Wirkung ausübt, sondern auch einen biochemischen Effekt erzeugt.

Dieser biochemische Effekt ist unserer Meinung nach sehr ausgeprägt. Die Methode ist im Vergleich zur Heparin-Behandlung einfacher und sicherer. Natürlich wurde die Technik in den letzten Jahren wesentlich verbessert.

Das geschwollene Bein

Es war naheliegend, daß wir uns mit dieser Behandlung beschäftigen würden, denn wir besaßen die Ausstattung dafür. In einem kleinen Krankengut, das aus rheumatisch bedingten Ödemen bestand, konnten wir 1972 sehr deutliche Wirkungen erzielen. Bei vielen Patienten dieses Kollektivs trat eine deutliche Besserung ein.

Die intermittierende Kompression bewährte sich sowohl bei der Thromboseprophylaxe als auch bei Ödemen.

Wir kamen daher auf die Idee, es müßte sich auch eine günstige Wirkung auf die Wundheilung einstellen. Das Krankengut bestand aus Patienten, die zur operativen Entfernung von Varizen gekommen waren. Die Operationen wurden durchweg vom selben Chirurgen ausgeführt. Eine Hälfte Patienten erhielt einen Stützstrumpf über die Bandage, die andere ausschließlich die Bandage. Wird eine Beinwunde komprimiert, könnte es zum Auspressen von serösen Flüssigkeiten und zur Förderung der Blutung kommen. Das traf jedoch nicht zu. Zwar kommt es zu einem Anstieg der Extravasation, sie tritt aber schon am 1. und 2. Tag auf und kommt auch sehr viel früher als bei der unbehandelten Gruppe zum Stillstand (Abb. 5).

Comparison of the Number of Patients with Mild or Moderate Dressing Saturation (Grade 1 or 2) in the Control and Treated Groups at the End of the Operation Day and on the Next 4 Days Following Operation

	Operation		Day 1		Day 2		Day 3		Day 4	
	1	2	1	2	1	2	1	2	1	2
Control	3	0	13	2	8	4	1	0	1	0
Treated	2	5	4	7	5	2	2	0	0	0

Abb. 5

Der postoperative Schmerz ist schwer meßbar. Wir geben deshalb die Meinungen des Chirurgen, des Physiotherapeuten und des Patienten selbst wieder. Statistisch zeigte sich ein signifikanter Unterschied ($p = 0.001$) zwischen beiden Gruppen (Abb. 6).

	Surgeon	Physiotherapist	Patient
Control	13.2 s.d. 3.2	23.1 s.d. 6.0	34.1 s.d. 9.5
Treated	6.8 s.d. 3.2	12.5 s.d. 5.6	17.2 s.d. 8.0
	$p < 0.001$	$p < 0.001$	$p < 0.001$

Comparison of the Number of Units of Pain Accumulated by Each Group Over the First 7 Post-Operative Days for Each Observer

Abb. 6

Hinsichtlich präoperativer Ödeme bestanden zwischen beiden Gruppen wenig Unterschiede. Mit Hilfe der intermittierenden Kompression konnte dagegen postoperativ eine deutliche Besserung erzielt werden. Bei den meisten Kontroll-Patienten blieb das postoperative Ödem bestehen. Bei den behandelten Personen konnte das Ödem im Gegensatz dazu zum Verschwinden gebracht werden (Abb. 7).

	Pre-op.		Post-op.	
Grade	Control	Treated	Control	Treated
Nil	4	4	17	24
1	19	17	5	1
2	2	4	3	0

Comparison of the Number of Patients with Grades Nil, 1 or 2 Oedema in Both Groups Assessed on the Fifth Day Following Operation

Abb. 7

Eine weitere Fragestellung war, ob die Patienten rascher aufstehen und entlassen werden können. Sie blieben 10 Tage im Krankenhaus. Die meisten konnten bereits am 5. Tag ambulant behandelt werden. Im Gegensatz zu den Kontrollen (p = 0.5) konnten die behandelten Patienten alle am 6. Tag aufstehen (Abb. 8).

Number of Patients Who Were Walking Without Pain and Without a Limp on Each Day Following Operation for Each Group

	Day									
	1	2	3	4	5	6	7	8	9	10
Control	0	3	9	17	19	19	22	23	23	25
Treated	2	5	21	23	24	25	-	-	-	-

$p < 0.5$

Abb. 8

I. Das lymphatische Ödem

Moderation: U. Brunner

Das Problem des geschwollenen Beines

K. A. Lofgren
Department of peripheral vascular surgery
Mayo Clinic
Rochester
MN 55901 USA

Die Beinschwellung ist eine häufige Erkrankung, die vom Laien leicht als schwerwiegende Allgemeinstörung aufgefaßt wird. Seit alters her ist die richtige Diagnose und Behandlung des geschwollenen Beins für den Arzt problematisch gewesen. Obwohl die Häufigkeit des Vorkommens dieser Erkrankung schwer abzuschätzen ist, betrifft sie mit Sicherheit jährlich einige Millionen Menschen in den Vereinigten Staaten. Die Umsätze an Gummi- und Stützstrümpfen beweisen die Häufigkeit dieser weitverbreiteten Erkrankung.

Die ätiologischen Faktoren dieses Problems sind zahlreich. Sie reichen von gutartigen bis zu ernsthaften, von leicht heilbaren bis zu unheilbaren, von akuten bis zu chronischen und von lokalisierten bis zu systematischen Ursachen. Die Angst der Patienten kann durch den Arzt, der mit der Pathophysiologie und den Ursachen des geschwollenen Beins vertraut ist, erheblich gemindert werden. Die Erkrankung befällt vorwiegend die höheren Altersgruppen. Deshalb wächst dieses medizinische Problem mit der Lebenserwartung der Bevölkerung.

Unter den häufigsten Ursachen des geschwollenen Beins befindet sich die venöse Insuffizienz und das Lymphödem. Eine tiefe Venenthrombose entwickelt sich nach Schätzungen von Coon, Willis und Keller in den Vereinigten Staaten bei mehr als 250000 Personen jährlich. 6 bis 7 Millionen Menschen leiden an einer chronisch venösen Insuffienz. Die Häufigkeit des Vorkommens an Lymphödemen, primär oder sekundär, ist unbekannt.

Das Lymphödem steht aber mit Sicherheit an zweiter Stelle nach der Veneninsuffizienz. Unter den weiteren Hauptursachen des geschwollenen Beins befindet sich das Lymphödem und das physiologische Ödem (siehe S. 20). Das Lipödem verursacht bei Frauen hauptsächlich kosmetische Probleme. Es ist durch übermäßiges Fettgewebe, das sich symmetrisch bilateral über Beine, Schenkel und Hüften verteilt, gekennzeichnet. Füße, Zehen, Rumpf und Oberkörper sind nicht betroffen. Dieses Muster findet man beispielsweise bei Personen mit sitzenden Tätigkeiten. Andere wichtige Ursachen von Beinschwellungen sind systematische Erkrankungen wie kardiale, renale oder hepatische Störungen, ferner eine Hypoproteinämie bei Mangelernährung. Beinschwellungen treten auch nicht selten bei Schwangerschaften, kongentialen vaskulären oder lymphatischen Störungen, zyklischem Ödem oder Neoplasmen der Weichteile oder der Knochen auf.

Die Diagnose muß genau sein, damit das geschwollene Bein richtig behandelt werden kann. In den meisten Fällen kann durch sorgfältige Erhebung der Vorgeschichte im Hinblick auf wichtige Anhaltspunkte und zur Komplettierung einer gründlichen Untersuchung eine einwandfreie Diagnose gestellt werden. Zur Untermauerung der klinischen Diagnose sind oft zusätzliche Labordaten nötig. Wichtige Anhaltspunkte für die klinische Vorgeschichte sind die Dauer der Schwellung, die Art des Auftretens, die Beziehung zu anderen Störungen und das Verteilungsmuster. Tritt die Schwellung einseitig oder beidseitig auf? Geht sie zurück, wenn die Beine hochgelegt werden? Ist das Ödem weich, fest oder unscheinbar? Sind der Fuß und die Zehen wie beim Lymphödem betroffen? Sind Haut und Weichteile pigmentiert, verhärtet oder ulzeriert wie bei der chronischen venösen Insuffizienz? Besteht eine Druckempfindlichkeit oberhalb der tiefen Waden- oder Poplitealvenen oder im medialen Oberschenkelbereich aufgrund einer akuten Thrombophletibis? Bestehen chirurgische Narben oder vergrößerte Lymphknoten in der Leistengegend? Gibt es Anzeichen für eine systematische Erkrankung wie Stauungsinsuffizienz, Nephrose oder Nephritis oder Zirrhose und Aszites?

Nachdem die Anamnese erhoben wurde, muß eine gründliche Untersuchung mit eingehender Begutachtung durchgeführt werden. Die einseitige Schwellung ist typisch für venöse und lymphatische Störungen. Beidseitige Ödeme treten bei Lipödemen, physiologischen Veränderungen (siehe S. 20), systemischen Erkrankungen und bei Schwangerschaft auf. Schwellungen, die sich über das Knie ausbreiten, kommen selten bei chronisch venöser Insuffizienz vor, dafür häufig in fortgeschrittenen Stadien des Lymphödems. Das dellenbildende Ödem bei chronisch venöser Insuffizienz ist sehr weich und reversibel, sobald die Beine hochgelegt werden. Ausnahmen bilden die chronischen Stadien, in denen bereits subkutane Fibrosen bestehen. Im Gegensatz dazu ist das Lymphödem hart und beim Hochlegen der Beine nur geringfügig reversibel. Die Füße und Zehen sind in typischer Weise mitbetroffen. Die quadratische Formung der Zehen im fortgeschrittenen Stadium ist geradezu typisch für das Lymphödem. Beim Lipödem ist die Schwellung mit Ausnahme bei warmem Wetter minimal. Systemische Erkrankungen werden häufig von Ödemen begleitet, die sakral oder facial auftreten. Die Haut ist beim Lymphödem im Gegensatz zur venösen Insuffizienz verdickt, Pigmentationen und Dermatitiden treten jedoch nicht auf. Ulzerationen komplizieren zwar häufig die venöse Insuffizienz, nicht aber das Lymphödem. Entzündliche Hautrötungen und Druckempfindlichkeit können sowohl bei venösen als auch bei lymphatischen Störungen auftreten. Bei lymphatischen Erkrankungen sind Fieber und Schüttelfrost typische Begleiterscheinungen. Unerklärliche beidseitige Beinschwellungen sollten Anlaß zu Untersuchungen auf systemische Erkrankungen geben. Eine Stauungsinsuffizienz des Herzens ist durch hohen venösen Druck gekennzeichnet, eine Nephrose durch Albuminurie und Hypoproteinämie und eine Zirrhose im fortgeschrittenen Stadium durch eine Aszites.

In den letzten Jahren haben insbesondere das Doppler-Ultrasonogramm und die Plethysmographie einen hohen Beitrag zur diagnostischen Qualität bei obstruktiven und thrombotischen Venenerkrankungen geleistet. Ein Phlebogramm ist manchmal erforderlich, um bei unklaren Zuständen die Diagnose einer Thrombose zu bestätigen.

Gelegentlich können Röntgenuntersuchungen bei seltenen Knochen- und Weichteiltumoren des Beins erforderlich sein. Bei den meisten Patienten mit geschwollenen Beinen ist eine einwandfreie klinische Diagnose aufgrund der Anamnese und einer gründlichen Untersuchung möglich.

Die Behandlung des geschwollenen Beins muß sich auf die Beseitigung der Schwellung und der zugrundeliegenden Ursache konzentrieren. Zu den einfachen Maßnahmen, die die ödematöse Schwellung reduzieren, gehört das Hochlegen der Beine, um den hydrostatischen Druck in den Venen- und Lymphgefäßen zu verringern, und die externe Kompression, die die Ansammlung exzessiver extrazellulärer und lymphatischer Flüssigkeit verhindert. Die Beinschwellung bei venöser Insuffizienz ist auf ein übermäßiges Ansteigen des hydrostatischen Drucks zurückzuführen. Der erhöhte Druck erzeugt ein pathologisches Ungleichgewicht zwischen den intra- und extravaskulären Kräften. Dieses Ungleichgewicht kann durch das Hochlegen der Beine wirksam reduziert werden. Das Hochlegen der Beine ist auch bei Schwellungen, die durch Lymphödeme verursacht werden, wirksam, obgleich in geringerem Grad als bei der venösen Insuffizienz. Es ist auch bei physiologischen Beinschwellungen, wie sie beispielsweise auf Reisen häufig vorkommen, in eindrucksvoller Weise wirksam. Beinschwellungen aufgrund systemischer Erkrankungen können durch das Hochlegen der Beine in gleicher Weise reduziert werden. Durch das Hochlegen der Beine werden die vollen Venen der Wade entleert, der venöse Blutstrom wird erhöht und die Möglichkeit venöser Stasen mit dem Risiko von Thromboembolien reduziert.

Die elastische Kompression des Beins reduziert die Schwellung und verhindert eine erneute Ansammlung von Ödemflüssigkeit. Sie drängt exzessive extrazelluläre Flüssigkeit in die intravaskulären Kompartimente zurück und überläßt sie so der Ausscheidung durch die Niere. Außerdem bietet sie der Wadenmuskulatur eine wichtige externe Stütze, die den muskulo-venösen Pumpmechanismus des Beins fördert.

Bandagen oder Strümpfe sollten entsprechend dem erforderlichen Druckgradienten benutzt werden. Die maximale Kompression sollte am Sprunggelenk und am unteren Teil des Beins einwirken, um den abnorm erhöhten hydrostatischen Druck auf dieser Ebene zu reduzieren. Mit dieser Behandlung werden oberflächliche Venen und Lymphkanäle komprimiert und die Strömungsgeschwindigkeit in der Femoralvene erhöht. Die Anwendung eines Schaumpolsters (15 mm) und einer elastischen Bandage über induriertem oder ulzeriertem Gewebe des geschwollenen Beins hat sich bei der Behandlung von pathologischen Gewebsveränderungen bewährt. Die elastische Kompression sollte fest genug angelegt werden, so daß bei Tagesende kein Ödem auftritt.

Die intermittierende Kompression hat ihren Wert bewiesen. Mit ihr lassen sich systolische und diastolische Phasen der venösen und lymphatischen Zirkulation erzeugen.

Im Prinzip funktioniert diese Methode in ähnlicher Weise wie der muskulo-venöse Pumpmechanismus des Beins. Noch wirksamere Maßnahmen zur Verhinderung von Thromboembolien werden gesucht. Die entscheidenden Faktoren der Einflußnahme sind die venöse Stase und die Hyperkoagulabilität.

Gelegentlich kann eine idiopathische Schwellung mit kleinen Dosen eines Diuretikums behoben werden. Bei der akuten Thrombophlebitis erweist sich die Antikoagulantientherapie mit Heparin normalerweise als wirksam. Bei Gewebsentzündung und Lymphangiitis verbunden mit einer akuten Schwellung sind Antibiotika Mittel der Wahl. Zusätzliche Maßnahmen sind das Hochlegen der Beine, Bettruhe und feuchtwarme Kompressen. Wenn systemische Ursachen beim geschwollenen Bein vorliegen, muß eine gründliche Untersuchung der Behandlung den Weg weisen.

Das geschwollene Bein ist eine häufige Störung, manchmal vorübergehend und gutartig, manchmal chronisch und ernsthaft. Eine exakte klinische Diagnose ist für die Behandlung unerläßlich. Eine angemessene Behandlung besteht normalerweise aus einfachen mechanischen Maßnahmen wie dem Hochlegen des Beins und der Kompression mit elastischen Bandagen oder Strümpfen. In den letzten Jahren hat sich die intermittierende Kompression bei der Reduzierung von Schwellungen, Stasen und Thromboserisiken am ausgewählten Patientengut als wertvoll erwiesen.

Das Lymphödem der Beine: Diagnose, Therapie und Einsatz der intermittierenden Kompression

U. Brunner
Abteilung für periphere vaskuläre Chirurgie
an der Chirurgischen Klinik B
Universitätsspital
CH 8091 Zürich

Die Diagnose eines lymphostatischen Ödems stützt sich in der täglichen Routine auf die klinischen Merkmale dieser Schwellung an sich (2), auf Ergebnisse des Farbstofftests (8) und auf die Aussagen der Lymphographie (10). Im Stadium der klinischen Forschung befinden sich zur Zeit Resultate der Fluoreszenz-Mikrolymphographie. Wie die Arbeitsgruppe um Bollinger herausstellt, handelt es sich dabei um eine zukunftssichere Methode mit wertvollen Einblicken in die Pathophysiologie (9).

Für die hier geladenen Experten will ich diagnostische Details überspringen und mich mit dem Substrat der lymphostatischen Schwellung befassen, das wir zu behandeln haben und mit der intermittierenden Kompression zu beeinflussen versuchen. Meine Erfahrungen fußen vorwiegend auf der therapeutischen Beratung von 480 Patienten mit primären und 180 Patienten mit sekundären Lymphödemen der Beine (Stand 1. 5. 1982).

1. Charakter und Verlauf der lymphostatischen Schwellung

Aus der proteinreichen Durchsaftung des subkutanen Gewebes mit ihrer Induktion fibroplastischer Vorgänge ergibt sich der typisch „harte" Charakter der lymphostatischen Schwellung (Abb. 1 und 2). Weiterhin ist sie körperfarben und an sich indolent. Diese drei Kriterien gelten für Lymphödeme jeglicher Ursache, seien sie primär, sekundär oder gar nur lokal entstanden.

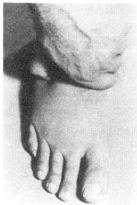

Abb. 1
Typisch harter Schwellungcharakter des lymphostatischen Ödems: Daumendruck vermag nur schwer eine Delle zu erzeugen.

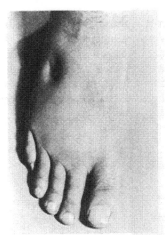

Abb. 2
Typisch harter Schwellungscharakter des lymphostatischen Ödems: die Delle des Daumendrucks füllt sich nur langsam wieder auf.

Anfangs wird das Ödem über Nacht abgebaut (reversibles Stadium), in späteren Verläufen dann aber kaum mehr. Schließlich sind dazu mehrere Tage Bettruhe erforderlich (irreversibles Stadium). Viele Patienten pendeln tage-, wochen- oder monatelang zwischen reversiblem und irreversiblem Stadium hin und her. Umfang, Ausdehnung und Konsistenz der Schwellung verändern sich oft schubweise. Schwangerschaft, Trauma und Erysipele sind gesicherte Erklärungen dafür; in vielen Fällen fehlen jedoch kausale Anhaltspunkte (4).

Was den zeitlichen Ablauf in der Ausdehnung der Deformation betrifft, ergibt sich aus dem klinischen Erfahrungsgut ein Unterschied zwischen primärem und sekundärem Lymphödem. Das primäre Lymphödem beginnt auf dem Fußrücken und verschiebt sich aszendierend, das sekundäre beginnt knapp distal einer Barrikade und schreitet meistens deszendierend fort (Abb. 3). Diese Entwicklungstendenzen dürften gerade für die Konstruktion und den gezielten Einsatz intermittierend komprimierender Apparate von Bedeutung sein.

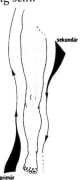

Abb. 3
Fortschreiten der Schwellung bei primärem Lymphödem aszendierend ab Fußrücken, bei sekundärem Lymphödem infolge Blockade im Becken oder Leiste deszendierend.

2. Lokale Eigenheiten der lymphostatischen Schwellung

Unter den entstehenden Verformungen sind Lymphödeme noch zusätzlich durch lokale Eigenheiten gekennzeichnet, die ganz erhebliche therapeutische Schwierigkeiten aufgeben. Sie umfassen örtlich betonte Schwellungen, Vertiefung natürlicher Hautfalten und örtliche Indurationsfelder auf diversen, aber typischen Stufen des Beins (Abb. 4). Die klinische Analyse von 50 Patienten mit 83 lymphödematischen Beinen ergab folgende Detailbilder:

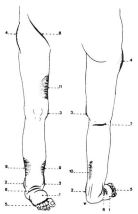

Abb. 4
Topographie örtlicher Veränderungen innerhalb der allgemeinen Schwellung des Lymphödems:
Legende 1 – 4 örtlich betonte Schwellungen
Legende 5 – 8 Vertiefung natürlicher Hautfalten
Legende 9 – 11 örtliche Indurationsfelder.

Örtlich betonte Schwellungen umfassen vielfältige Ausformungen von Wülsten, die manuell zu umgreifen sind, und von Kissen, die am besten mit manueller Streichung lokalisiert werden können.

Zehen: Infolge Verdickung und Induration geht die Faltbarkeit der Dorsalhaut verloren (Abb. 6). Dieses klinische Symptom nennen wir das Zeichen von Stemmer (12). Die Zehen sind entweder normal konfiguriert und verhärtet oder wurstförmig deformiert.

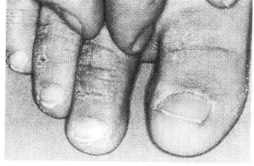

Abb. 6
Klinisches Zeichen von Stemmer (12). Die Faltbarkeit der wurstförmigen Zehe ist aufgehoben.

Fußrücken: Die örtlich betonte Schwellung reicht von diskreter Maskierung der Konturen bis zur bombierten Auftreibung (Abb. 10). Dieses Symptom ist ein obligates Zeichen für ein primäres Lymphödem. Induration und eingeschränkte Faltbarkeit der Haut sind damit verbunden.

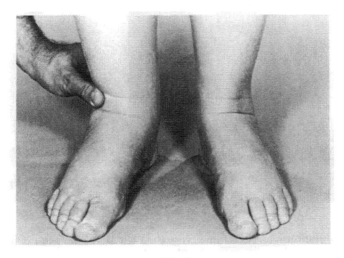

Abb. 10

Knöchel: Die Schwellungsformen reichen für Innen- und Außenknöchel von diskreter Maskierung über deutliche Deformationen zu überhängenden Wülsten. Auch die prä- und retromalleolaren Gruben werden in wechselndem Ausmaß in die Schwellung einbezogen.

In quantitativer Hinsicht ergaben sich in unserem Krankengut folgende Verhältnisse:

Bombierter Fußrücken	56
Retromalleolare Kissen	64
Wülste in Gegend med. Kniegelenk	42
Kissen in Gegend Trochanter major	16

Die häufigsten Kombinationen erstrecken sich quantitativ auf:

Bombierter Fußrücken und retromalleolare Kissen	50
Bombierter Fußrücken, retromalleolare Kissen und Wülste in Gegend med. Kniegelenk	26

Vertiefung natürlicher Hautfalten: Diese wirken sich (Abb. 7, 8) funktionell wie Schnürfurchen hemmend im kutanen Kapillarplexus aus. Quantitativ fanden wir folgende Verteilung solcher Falten über:

Grundgelenke Zehen	10
Oberem Sprunggelenk	64
Kniekehle	50
Leiste	32
Keine	1

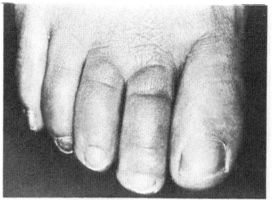
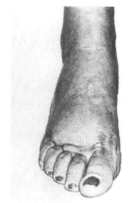

Abb. 7　　　　　　　　　　Abb. 8

Örtliche Indurationsfelder: Darunter verstehen wir Verhärtungen tief in der Subkutis, die mit besonderem Tastsinn des Physiotherapeuten ausgemacht werden und funktionell dem Lymphabfluß in den noch erhaltenen Kollektoren 1. und 2. Ordnung Barrieren entgegensetzen. Solche Barrieren sind wahrscheinlich die Ursache für die Entstehung örtlicher Schwellungen distal davon. In unserem Krankengut werden sie an ganz bestimmten Stellen der Gliedmaße quantitativ folgendermaßen gefunden:

Supramalleolar medial	72
Supramalleolar lateral	63
Gegend distaler M. gastrocnemius medial	30
Gegend Adduktorenloge distal	9

Auch solche Abflußbarrieren kommen pro Bein summiert vor:

Supramalleolar medial und supramalleolar lateral	58
Supramalleolar medial, supramalleolar lateral und Gegend distaler M. gastrocnemius medial	45

Aus diesen Zahlen geht hervor, daß der Fuß von örtlichen Indurationsfeldern verschont bleibt.

Als häufigste Kombination örtlich betonter Schwellungen vertiefter natürlicher Hautfalten und örtlicher Indurationsfelder ergibt sich schließlich aus 83 untersuchten Beinen folgender Doppelbefund (Abb. 9):

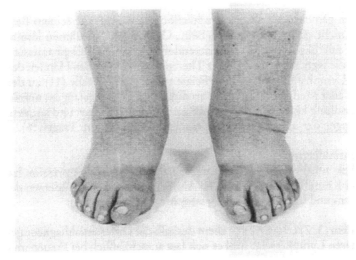

Abb. 9

Bombierter Fußrücken und Vertiefung natürlicher Hautfalte
über oberem Sprunggelenk 47

In einem anderen Kollektiv von 50 unausgewählten Fällen (47 Frauen, 3 Männer) fand sich die folgende Ausdehnung der Schwellung, wobei nur das schwerer befallene Bein ausgewertet wurde:

Fußrücken elektiv 13
Fußrücken und Knöchel 25
Fußrücken, Knöchel und Unterschenkel säulenartig 9
Fußrücken und Elephantiasis 3

Diese lokalen Eigenheiten setzen ein integrales Fragezeichen vor und hinter die Einwirkungsmöglichkeit intermittierender Kompression. Sie dürften aber für die technische Verfeinerung von Apparaturen wegweisend sein.

3. Behandlungsplan

Physikalische Therapie im Rahmen eines Entstauungsprogramms leistet Vorzügliches. Seit 1975 (5) bezeichnen wir die Summe des Spektrums solcher konservativer Möglichkeiten als „kombinierte physikalische Entstauungstherapie". Sie umfaßt im Detail die Punkte in Tabelle 1. Im Rahmen einer dreimonatigen therapeutischen Abklärung (Tab. 2) werden die einzelnen Anwendungen ausgetestet. Danach wird schließlich für jeden Einzelfall ein individueller Plan zur Dauer- und Selbstbehandlung aufgestellt.

In diesem Behandlungsplan nimmt die intermittierende Kompression eine feste Stellung ein, und hilft ganz entschieden, den Patienten zu verselbständigen.

Wir streben gemeinsam an, daß er schließlich ein Leben _mit_ seinem Bein führen kann und nicht ein Leben _für_ sein Bein. Operative Maßnahmen kommen ausschließlich zur Beseitigung invalidisierender Zustände bei Elephantiasis zur Anwendung, die jeglicher konservativer Therapie trotzen. In den Händen des Autors führte die Lymphangiectomie superficiale totale nach Servelle (11) zu den besten Resultaten aller Methoden der Massenreduktion. In der tagelangen, unmittelbaren Nachbehandlung kommen die <u>hämostatischen, analgetischen</u> und <u>antiexsudativen Auswirkungen der intermittierenden Kompression</u> voll zum Tragen (6).

4. Differentialdiagnose

Im Hinblick auf den gezielten Einsatz intermittierender Kompression haben vor allem zwei Krankheitsbilder klinische Ähnlichkeit mit Lymphödemen der Beine: das Lipödem und die Sudecksche Dystrophie.

Das Lipödem (3, 7) erfordert vor allem deshalb die Differentialdiagnose gegenüber dem primären Lymphödem, weil es sich fast ausschließlich bei Frauen im gleichen Lebensalter manifestiert. Der klinische Hauptunterschied besteht darin, daß Fuß und distaler Knöchelbereich von den Fettdepots ausgespart bleiben: Charakteristisch ist ein supramalleolärer Fettkragen (Abb. 5). Der Fettmantel hat eine sulzige Konsistenz und läßt auch über der Tibia auf Druck keine Eindellung zu. Im Laufe des Tages saugt er sich wie ein Schwamm mit extrazellulärer Flüssigkeit voll. Die so bedingte abendliche Zunahme der Beinschwellung ist kompressiver Prophylaxe und Therapie zugänglich, der vermehrte Fettpannus als solcher jedoch nicht. Über Nacht entleert sich die Gliedmaße auch nur entsprechend dieser interstitiellen Komponente, die Deformation bleibt. Wegen charakteristischer allgemeiner Druckempfindlichkeit der lipödematösen Schwellung wird die intermittierende Kompression gelegentlich nicht ertragen, sie lindert aber das Schweregefühl. Austestung ist in jedem Fall angezeigt.

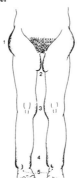

Abb. 5
Lipödem der Beine als wichtigste Differentialdiagnose zu Lymphödemen: weitgehend seitengleiche Schwellung mit kragenförmigem supramalleolärem Abschluß, freier Fußrücken, örtlich betonte Fettpolster
1 = Hüftkissen
2 = subinguinale mediale Schenkelwülste
3 = akzessorische Fettkörper in der medialen Kniegelenkgegend
4 = Fettmuff in der Gamaschenzone mit kragenförmigem malleolarem Abschluß
5 = umschriebene prä- und retromalleolare Lipome.

Die Reflexdystrophie (Sudecksche Dystrophie) erfordert nach Bagatellunfällen, insbesondere nach Distorsio pedis, die Differentialdiagnose zum primären Lymphödem. Auch das Lymphödem kann durch banale Verletzungen ausgelöst werden und initial mit einer lokalisierten Schwellung im Bereich des Fußes einhergehen. Charakteristisch für das dystrophische Ödem im Frühstadium sind indessen Ruheschmerz, Belastungsschmerz, fleischrote Farbe und Überwärmung, Symptome, die beim primären Lymphödem nicht in Erscheinung treten.

<u>Die Anwendung intermittierender Kompression ist im Einzelfall therapeutisch auszutesten.</u>

5. Komplikationen des Lymphödems

Einige der typischen Komplikationen chronischer Lymphödeme verlangen eine kritische Standortbestimmung der intermittierenden Kompression. Entzündliche Erscheinungen erfordern chemotherapeutische oder antibiotische Abschirmung.

– Kein Effekt auf Periostosen, Ligamentosen, Tendomyosen als Überlastungsschäden.

– Akute Erysipele (in 18% typisch für Lymphödeme) erfordern ein Unterbrechen oder den Aufschub der intermittierenden Kompression bis zum völligen Abklingen der Symptome.

– Fußmykosen und Papillomatosen werden aus dermatologischer Sicht durch die intermittierende Kompression heilungsfördernd beeinflußt. Bei Superinfektion mit oder ohne Lymphangiitis muß die Behandlung indessen unterbrochen werden.

– Lymphfisteln werden durch die intermittierende Kompression günstig beeinflußt.

– Angioplastische Sarkomatose (Stewart-Treves-Syndrom): Eine Sarkomatose auf lymphödematischem Boden ist die seltenste Komplikation primärer und sekundärer Lymphödeme. Blaue Effloreszenzen auf lymphostatischem Terrain sind Alarmzeichen (1) für die sofortige Unterbrechung der intermittierenden Kompression und Indikation für lebenserhaltende Entscheidungen.

6. Schlußfolgerungen

Die klinische Erfahrung der letzten Jahre führte bereits zu einem differenzierten Einsatz intermittierender Kompression für Lymphödeme:

● Sie eignet sich vor allem zur Behandlung ebenmäßiger Grundformen lymphostatischer Zustände im sogenannten reversiblen Stadium. Im sogenannten irreversiblen Stadium stößt sie auf die enorme Resistenz der typisch „harten Schwellung". Ihren vollen therapeutischen Effekt entfaltet sie deshalb

- im Rahmen eines umfassenden Therapieplans (kombinierte physikalische Entstauungstherapie des Autors);
- zur Abtragung von Schwellungsschüben während der Schwangerschaft, nach Trauma, Erysipel oder im Sommer;
- zur unmittelbaren Nachbehandlung gewebsreduzierender Operationen.
- Die typischen lokalen Eigenheiten des Lymphödems (lokal betonte Schwellungen, Vertiefung natürlicher Hautfalten, lokale Indurationsfelder) werden kaum beeinflußt.
- Die aszendierende Schwellungstendenz des primären und die deszendierende des sekundären Lymphödems erfordert einen differenzierten Einsatz.
- Komplikationen des Lymphödems sind im Ablauf der Behandlung zu erfassen und erfordern gelegentlich eine Unterbrechung der intermittierenden Kompression.

Die intermittierende Kompression ist eine entschiedene Bereicherung des therapeutischen Spektrums für Lymphödeme der Beine. Ihr kritischer Einsatz hilft, Enttäuschungen vorauszusehen und zu vermeiden.

Diese Liste kann auch als Basis für die Kostenbegründung intermittierend komprimierender Apparate gegenüber Patient und Versicherung herangezogen werden.

Tabelle 1: **Kombinierte physikalische Entstauungstherapie (5)**

1.	Aktive Maßnahmen: Entstauungsgymnastik Integration der Zehenbewegungen in den Gehtakt
2.	Passive Maßnahmen:
2.1	Manuelle Entstauung (Ablauf) Rückenlage: – Allgemeine Ausstreichung am hochgelagerten Bein, – Kreisknetung der regionalen Lymphknoten an der Wurzel der Extremität, – Kreisknetungen entlang und in Richtung der physiologischen Lymphstromgebiete, – Handmassage speziell verhärteter Bezirke (Retromalleolargruben, Gamaschenzone, mediale Kniegelenkregion), – Kreisknetung des regionalen Lymphknotens, – Allgemeine Ausstreichung. Bauchlage: – Allgemeine Ausstreichung, – Kreisknetung der poplitealen Lymphknoten, – weiterer Ablauf wie oben in Rückenlage. Rückenlage: – Kreisknetung der regionalen Lymphknoten an der Wurzel der Extremität, – Allgemeine Ausstreichung.
2.2	Apparative Anwendungen der intermittierenden Kompression Regelmäßige Anwendung nur nach vorausgegangener Testung ihrer Wirksamkeit im einzelnen Fall.
2.3	Bestrumpfung mit Sortiment-Strümpfen
3.	Elektrotherapeutische Maßnahmen: Gegen schmerzhafte Überlastungsschäden (Periostosen, Ligamentosen, Tendomyosen) infolge Fehlbelastung und örtlicher Indurationsfelder.

Tabelle 2: **Ablauf der individuellen Austestung physikalischer Anwendungen**

12 Sitzungen kombinierter physikalischer Entstauungstherapie (3 x wöchentlich)
 	
   – Entstauungsgymnastik
   – Manuelle Entstauung
   – Apparative Entstauung
   – Ultraschall auf Schnürfurchen und Barrieren
   – Information des Patienten über sein Leiden und dessen Komplikationen
 	
Bestrumpfung
 	
12 Sitzungen kombinierter physikalischer Entstauungstherapie (1–2 x wöchentlich)
 	
Spreizfuß-Prophylaxe, resp. orthopädische Maßnahmen.
 	
Strumpfkontrolle alle 6 Monate.
 	
Physikalische Behandlung akuter Schwellungs- oder Schmerzschübe.

Literaturverzeichnis

1. Brunner, U.: Über das angioplastische Sarkom bei chronischem Lymphödem (Stewart-Treves-Syndrom). Schweiz. med. Wschr. *93*, 949–958 (1963)
2. Brunner, U.: Das Lymphödem der unteren Extremitäten. Verlag Hans Huber, Bern-Stuttgart-Wien 1969
3. Brunner, U.: Zur Frühdiagnose des primären Lymphödems der Beine. Vasa *1*, 293–303 (1972)
4. Brunner, U.: Zur Integration der Lymphologie in die allgemeine Angiologie. Ergebnisse der Angiologie *10*, 105 (1975)
5. Brunner, U., Kläui, E.: Manuelle Entstauung des primären Lymphödems der Beine, In Brunner, U., Hrsg.: Physikalische Therapie in Phlebologie und Lymphologie. Verlag Hans Huber, Bern-Stuttgart-Wien, 1977, S. 46–57
6. Brunner, U.: Gefäßchirurgische Aspekte des primären Lymphödems der Beine. Angio *3*, 257 (1981)
7. Brunner, U.: Vaskuläre Erkrankungen bei Lipödem der Beine. Schweiz. med. Wschr. *112*, 1130 (1982)
8. Dabir, K., Pouliadis, G., Brunner, U.: Ikonographie des Farbstofftests beim primären Lymphödem der Beine, S. 191, in Brunner, U. (Hrsg.): Der Fuß, Verlag Hans Huber, Bern-Stuttgart-Wien, 1982
9. Isenring, G., Franzeck, U. K., Bollinger, A.: Fluoreszenz-Mikrolymphographie am medialen Malleolus bei Gesunden und Patienten mit primärem Lymphödem. Schweiz. med. Wschr. *112,*, 225 (1982)
10. Kinmonth, J.: Lymphography in man. Clin. Sci. *11*, 13 (1952)
11. Servelle, M.: Pathologie vasculaire des affections lymphatiques. Masson, Paris, 1975
12. Stemmer, R.: Ein klinisches Zeichen zur Früh- und Differentialdiagnose des Lymphödems. Vasa *5*, 261–262 (1975)

Invited Comment – Diskussionsbeitrag

J. Pflug
Swollen Leg Clinic
Hammersmith Hospital
Royal Postgraduate Medical School
Ducane Road
GB London W 12

Im Hinblick auf die nicht sinngemäße Übersetzung des Ausdrucks „Invited comment" möchte ich meinen Diskussionsbeitrag mit einer historischen Bemerkung einleiten. Der „Invited comment" wurde in der angelsächsischen Medizin von zwei namhaften Chirurgen – Lord Moynihan aus Edinburgh und Dr. William Halsted aus Baltimore – etabliert. Beide wollten ihn nicht als Diskussionsbeitrag, sondern als einen Kommentar zur Anregung der Diskussion wissen.

Lord Moynihan vertrat die Ansicht, daß bei der Schilderung eines Therapieverfahrens die Zuhörer viel mehr profitieren würden, wenn der Vortragende nicht wie üblich die positiven Aspekte des Verfahrens in den Vordergrund stellte, sondern im Gegenteil ausführlich die Mißerfolge beschreiben würde. Da er sich nicht durchsetzen konnte, sollte als Ersatz der „Invited comment" pointiert alle Gefahren der Methode auflisten, damit sie wenigstens in der Diskussion Beachtung fänden. Dr. Halsted ging davon aus, daß ein Bericht über ein diagnostisches oder therapeutisches Verfahren an Subjektivität verliert und mit größerem Gewinn diskutiert werden kann, wenn ein anderer, mit dem Gebiet vertrauter Therapeut die Gegenargumente zusammenfassend darstellt.

Ich kann allerdings dieser Forderung nicht nachkommen, da sich meine Erfahrungen hinsichtlich der chirurgischen Therapie des Lymphödems mit den Ausführungen von Herrn Brunner fast vollständig decken. So wie er bin ich der Meinung, daß die in dem Film demonstrierte mehrstufige Resektion des Unterhautgewebes die derzeit mit Abstand effektivste chirurgische Maßnahme zur Behandlung des chronischen Lymphödems darstellt.

In meinem Kommentar möchte ich
a) auf die Vorteile dieses von uns beiden verwandten Verfahrens gegenüber anderen chirurgischen Methoden hinweisen;

b) anhand meiner Erfahrungen mit Komplikationen (damit ich wenigstens zum Teil der Zielsetzung des „Invited comment" gerecht werde) und anhand meiner Resultate den Stellenwert dieser operativen Behandlung zur konservativen Therapie abgrenzen.

Tab. I zeigt verschiedene Methoden, die zur chirurgischen Behandlung des Lymphödems empfohlen werden. Nach der theoretisch abgeleiteten Zielsetzung können alle diese Methoden in zwei Kategorien eingeteilt werden: Die Resektionsverfahren (mehrstufige Resektion des Unterhautgewebes, Gibson bzw. Charles) und solche, die die angestaute Lymphe vom ödematösen Unterhautgewebe in die von der Krankheit nicht betroffenen Muskeln oder in die gesunden proximalen Schichten ableiten sollen. Sie werden physiologische oder Drainage-Operationen genannt (Goldsmith, Thompson, Nielubowicz, O'Brian).

Tabelle I: **Die vom Autor durchgeführten Operationen des Lymphödems der unteren Extremität:**

Staged resection = in Etappen durchgeführte, isolierte Resektion des Unterhautgewebes.
Thompson = Drainage in die Bauchhöhle mittels Omentum.
Nielubowicz = Drainage mittels Lymphknoten in die Vene.
Gibson (Charles) = radikale Resektion des gesamten Weichteilmantels; Defekt mit Spalthautlappen gedeckt.
O'Brian = mit mikrochirurgischer Technik durchgeführte direkte lymphovenöse Anastomose.

Die von Sir Havelock Charles ausgearbeitete Methode geht mit dem Verlust der gesamten Hautfunktion einher und ergibt kosmetisch unbefriedigende Resultate. Ich habe bei keinem einzigen Patienten nach den verschiedenen Drainage-Operationen eine sichtbare Reduktion des Ödems feststellen können.

Unter den mehr als 800 Patienten, die in den letzten 15 Jahren in die Swollen Leg Clinic des Hammersmith Hospitals überwiesen worden waren, befanden sich 5, die nach Gibson bzw. Charles operiert wurden, und 12, bei denen eine der obengenannten Drainage-Operationen durchgeführt wurde. Bei den nach Charles radikal operierten Extremitäten ging die gesamte Hautfunktion verloren, und die kosmetischen Resultate waren darüber hinaus unbefriedigend. In der Gruppe der Drainage-Operierten habe ich in keinem einzigen Fall eine anhaltende Reduktion des Ödems feststellen können.

Es ist verständlich, daß eine therapeutische Methode, die keine nachhaltige Besserung herbeiführt, auf ablehnende Haltung stößt. Es dürfte jedoch kaum vertretbar sein, sämtliche chirurgischen Therapiemöglichkeiten aufgrund einer weniger erfolgreichen Methode pauschal abzulehnen. Ich hoffe, anhand von mehr als 60 Patienten zeigen zu können, daß die operative Behandlung des Lymphödems als mehrstufige Resektion des Unterhautgewebes bei entsprechender Indikation empfehlenswert ist.

Zur Kritik der mehrstufigen Resektion des Unterhautgewebes:

Es wird behauptet, daß bei schweren Formen des Lymphödems die isolierte Exzision des Unterhautgewebes nicht radikal genug und nach zwei bis drei Jahren ein Rezidiv sicher wäre. Wie die nachfolgenden Abbildungen zeigen, trifft diese Behauptung weder beim primären (Abb. 1–2) noch beim sekundären Lymphödem zu (Abb. 3 und 4).

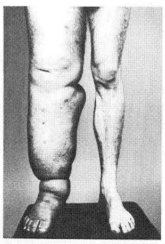

Abb. 1
Primäres, seit 16 Jahren bestehendes Lymphödem des rechten Beins bei einem 31jährigen Metzger.

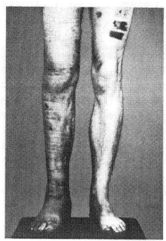

Abb. 2
Fünf Jahre nach der Operation, ein Jahr nach der Verbrühung der Kniekehle, unmittelbar nach Exzesion der mazerierten und verrukös verdickten Dorsalhaut der Zehen II – IV wegen therapieresistenter Mykose und Versorgung mit Spalthautlappen vom Oberschenkel der Gegenseite.

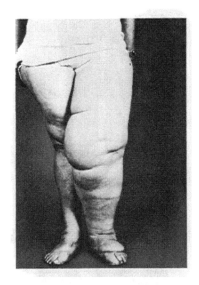

Abb. 3
Eine 62jährige Patientin mit sechs Jahre bestehendem sekundärem Lymphödem des linken Beins nach Radiotherapie eines gynäkologischen Malignoms.

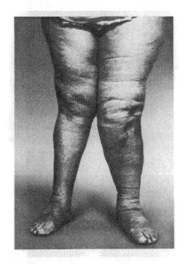

Abb. 4
Sieben Jahre nach der Operation.

Operiert man bei leichten Formen, wird oft eingewendet, daß die Resultate nicht auf die Operation, sondern auf das Tragen des Kompressionsverbandes zurückgingen. Daß diese Behauptung unzutreffend ist, erkennt man auf der Abbildung der Patientin mit beidseitigem Lymphödem, die vor 16 Jahren operiert worden ist (Abb. 5, 6 und 7).

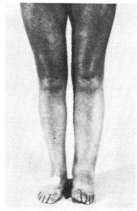

Abb. 5
Eine 48jährige Patientin mit beidseitigem primärem Lymphödem mehr links.

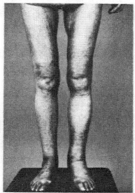

Abb. 6
13 Jahre nach der Operation des Ober- und Unterschenkels. Das Odem des Fußrückens blieb trotz regelmäßiger Nachbehandlung mit intermittierender Kompression unbeeinflußt.

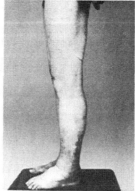

Abb. 7
Seitliche Projektion. Zu beachten ist das Ödem des Fußrückens sowie oberhalb des lateralen Knöchels der Zustand nach Wundrandnekrose vor 13 Jahren, die mit Thiersch' Transplantation versorgt wurde.

Die Seitenansicht (Abb. 7) zeigt oberhalb des äußeren Knöchels eine abgeheilte Wundrandnekrose, die häufigste, aber praktisch einzige Komplikation der Resektion des Unterhautgewebes. Sie trat bei 51 unserer 63 Patienten auf, war jedoch nur bei 27 größer als 3x1 cm (Abb. 8 und 9). Bei 15 haben wir eine plastische Deckung mit Spalthautlappen, bei den restlichen Patienten heilte der Defekt spontan unter dem Zinkleimverband.

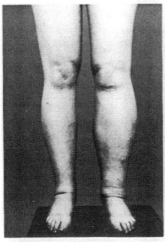

Abb. 8
Primäres Lymphödem links bei einer 23jährigen Frau.

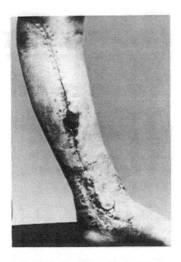

Abb. 9
Zustand zwei Wochen nach der Operation und einer Woche ambulanter Behandlung mit Zinkleimverband. Die Nekrosen wurden bei dieser Patientin sehr wahrscheinlich durch zu festen postoperativen Verband ausgelöst.

Es darf nicht verschwiegen werden, daß bei der radikalen Resektion nach Charles viel schwerwiegendere Komplikationen auftreten können, wie Abb. 10 zeigt. Ob die Ursache an der Inkompetenz des Chirurgen oder an der Methode liegt, sei dahingestellt. Es muß aber mit Nachdruck betont werden, daß der klinisch relevante Aspekt dieses Befundes eine Seltenheit ist.

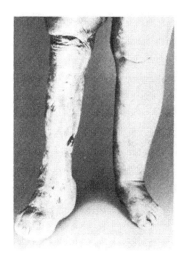

Abb. 10
Zustand fünf Jahre nach der Resektionsoperation nach Charles (die Operation wurde von einem Allgemeinchirurgen durchgeführt). Zwei Jahre nach der Operation mußten die Zehen wegen nicht heilender venöser Ulzera amputiert werden. Im Operationsbereich sind chronische Ulzerationen und Dermatosen zu sehen.

Ich habe Komplikationen dieses Ausmaßes ein einziges Mal in meiner jetzt 30jährigen chirurgischen Tätigkeit gesehen. Es kommt leider auch noch heute vor, daß solche Resultate ohne Erwähnung ihrer Seltenheit zur pauschalen Abwertung der chirurgischen Maßnahmen und indirekten Aufwertung der eigenen konservativen Behandlung herangezogen werden.

Die richtige Schlußfolgerung, die ich und viele andere gezogen haben, besteht in der Erfahrung, daß man bei den Exzisionsmethoden ein oder lieber zwei Schritte hinter Charles bleiben sollte. Diese Forderung ist bei der mehrstufigen Resektion des Unterhautgewebes, bei der die Funktion der Haut erhalten bleibt, gut realisierbar. Der Eingriff gehört, obwohl er für den Nichtchirurgen sehr traumatisierend wirkt, zu den einfachsten Formen der Hautlappenchirurgie (Abb. 11, 12 und 13).

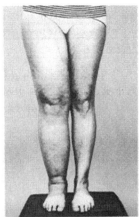

Abb. 11
Primäres Lymphödem (15 Jahre Dauer) rechts bei einer 38jährigen Patientin. Zwei Jahre vor der Bildaufnahme wurde eine lymphovenöse Anastomose durchgeführt (ohne jeglichen Erfolg).

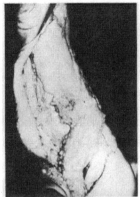

Abb. 12
Umfang der Resektion und Unterminierung der Hautlappen bei der ersten Stufe der Operation.

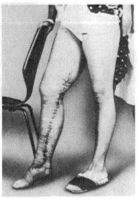

Abb. 13
Eine Woche nach der Operation.

Zur komplikationslosen Abheilung des weit unterminierten Hautlappens trägt ohne Zweifel die sofort nach der Operation applizierte intermittierende Kompression mit dem Hydroven M-Gerät bei.

Aus allen diesen Gründen habe ich die Indikation auf jugendliche Patienten erweitert, wie am Beispiel eines 17jährigen Mädchens demonstriert wird. Der Maßstab des Erfolgs war für sie, in Blue Jeans in die Diskothek zu gehen, ohne daß ihr dickes Bein auffiel (Abb. 14, 15 und 16).

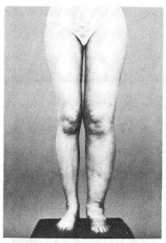

Abb. 14
Primäres Lymphödem rechts bei einem 17jährigen Mädchen. Die Schwellung fing um die Knöchel herum vor fünf Jahren an.

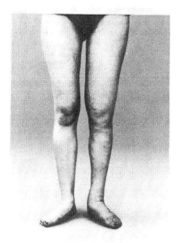

Abb. 15
Zustand ein Jahr nach der Operation.

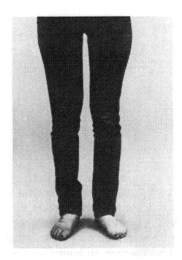

Abb. 16
Seitengleichheit in Blue Jeans.

Zusammenfassend glaube ich behaupten zu können, daß die mehrstufige Resektion des subkutanen Gewebes eine echte Bereicherung unserer bisherigen Therapiemöglichkeiten bei der Behandlung des chronischen Lymphödems darstellt und bei jungen Patienten sogar als Methode der Wahl bezeichnet werden kann.

Diskussion im Plenum

Brunner
Für unser Auditorium halte ich fest, daß Herr Pflug von einer echten Alternative sprach. Ich möchte noch ein bißchen vorsichtiger sein: Wenn die konservative Methode nicht weiterführt, dann sind wir aufgefordert, diese Patienten vor Invalidität und vor einem schicksalhaften Ablauf zu bewahren. Ich operiere diese schwersten Elephantiatiden nur in invalidisierendem Zustand, sobald die konservative Therapie für den Tagesablauf des Patienten zu kompliziert wird. Wir verwenden möglichst Sortimentstrümpfe in der Nachbehandlung. Mit solchen Operationen führen wir die Patienten auf die Verwendung von Sortimentstrümpfen zurück, während sie vorher mit Maßstrümpfen zu versorgen waren, die ausladenden Wülsten Rechnung tragen konnten.

Schneider
Zunächst sind wir Dermatologen auf die Frage der Mykose angesprochen worden. Es gibt auch einen Angiologen, der gerade der Mykose diagnostisch und therapeutisch besondere Aufmerksamkeit schenkte, sowohl in Luzern als auch später in Bad Nauheim, und zwar Herr Lippman aus New York.

Wir wissen auf der einen Seite, daß bei chronisch venöser Insuffizienz schon die Varizen häufig mit einer Hyperhidrose kombiniert sind. Dort, wo Schweiß und Feuchtigkeit vorherrschend sind, ist auch die Mykose. Das gilt andererseits bis zu einem gewissen Grad auch für das lymphovenöse und lymphatische Ödem. Aber, und darauf wies Lippman besonders hin, die Mykose muß im Hinblick auf das Gefäßleiden behandelt werden, denn ein Gefäßleiden kann manifest werden. Die Nekrose beginnt dort, wo eine Schwachstelle besteht. An der Stelle also, wo die Mykose das Gewebe bereits mazeriert hat. Umgekehrt kann auch bei der scheinbaren Zwischenzehenmykose – differentialdiagnostisch oft verkannt – eine Gefäßnekrose vorliegen. Sie wird dann als Mykose diagnostiziert. Durch die Imidazole im allgemeinen und speziell durch Nizoral können wir in jüngster Zeit wesentlich mehr gegen Mykosen unternehmen.

Noch etwas zur Pathogenese – ich darf noch einmal darauf hinweisen, daß bei vielen Lymphödemen eine Hypoplasie programmiert, wenn nicht gar genetisch vorgegeben ist. Man sieht oft bei Exzisionen, daß nicht nur das erkrankte Bein entsprechende hypoplastische Lymphgefäße aufweist, sondern auch das nicht erkrankte. Oft erkrankt das symptomfreie Bein später zusätzlich.

Zur Therapie der kleinen Lymphvarizen, bei der Papillomatosis cutis müssen wir zunächst feststellen, daß es zwar Infektionen in einem solchen Bereich gibt, aber beim Lymphödem fast nie Ulzerationen wie bei der chronisch venösen Insuffizienz. Diese Annahme richtet sich als Frage an den Chirurgen: Werden die tieferen Bereiche entfernt und wird der Druck dadurch genommen, werden diese kleinen Ektasien auf der Oberfläche nicht mehr bestehen können.

Brunner
Ich könnte mir vorstellen, daß durch die intermittierende Kompression Infektherde weiterverpflanzt und verschleppt werden. Was meinen Sie dazu?

Schneider
Die Infekte spielen keine Rolle. Man sollte zumindest anbehandeln und dann erst die Kompression durchführen. Es besteht die Gefahr, die Mykose zu übertragen. Ich möchte noch einmal darauf hinweisen, daß neuerdings ein Präparat, das Ketoconazol, unter dem Warenzeichen Nizoral zur Verfügung steht, das oral verabreicht wird und außerordentlich rasch wirkt. Zumindest sollte man antimykotisch vorbehandeln: lokal oder, wenn möglich, oral. Das orale Präparat ist relativ teuer – eine Monatspackung kostet DM 93,–. Auf jeden Fall sollte man bei einer Mykose nicht sofort mit der intermittierenden Kompression behandeln. Was die Papillomatosis cutis anbelangt, so muß man zumindest vorsichtig sein und die Behandlung vorher antibiotisch abdecken, wenn man nicht sogar zuvor erst eine gewisse Besserung eintreten läßt.

Klüken
Ich möchte einen extremen Fall zeigen. Diese Patientin hatte als junges Mädchen ein unerhebliches Lymphödem. Im Laufe der Jahre wurde sie wiederholt operiert; dabei entstanden zahlreiche Narben. Schließlich bildete sich ein mächtiges Ödem. Sie ging Ende der 40er Jahre zu Sauerbruch, der meinte, man solle nicht mehr operieren. Ich erwähne diesen Fall, weil die konservative Therapie zunächst ausgeschöpft werden sollte, ehe man operiert. Bei Operationen sollte man sich nur an erfahrene Kollegen wie Herrn Melrose, Herrn Brunner oder Herrn Pflug wenden.

Bolliger
Ich warne vor groben mechanischen Methoden bei der Therapie des Lymphödems, wie z. B. die Auswickelmethode nach van der Molen, unter Anwendung eines starken Analgetikums oder gar in Narkose. In solchen Fällen habe ich nur negative Resultate gesehen. Außerdem habe ich eine Frage an den Chirurgen. Ich gehe wahrscheinlich recht in der Annahme, daß bei der Reduktionsplastik sämtliche oberflächlichen Lymphbahnen mitentfernt werden.

Brunner
Wir lassen bei der Servelleschen Operation nur noch einen kutanen Plexus im Gewebe zurück und meinen, er reicht aus, weil epifaszial kein Substrat mehr vorhanden ist, das lymphatisch zu drainieren ist. Die großmolekularen Eiweiße der Muskelloge passieren die subfaszialen Lymphbahnen, die oft noch suffizient sind.

Partsch
Für mich ist die Papillomatosis cutis sogar eine Indikation für eine Kompression. Wir konnten nachweisen, daß unter einer Kompression, die allerdings am Fuß erfolgte, solche Papillome vollkommen zum Verschwinden gebracht werden können.

Brunner
Das ist eine für uns Praktiker sehr wichtige Bemerkung.

Bollinger
Als Internist möchte ich doch noch ein paar Worte zu den Diuretika sagen. Sie fehlten auf dem Therapieplan. Ich glaube, daß man initial, um eine wirkliche Verminderung des Ödems – auch beim Lymphödem – zu erreichen, durchaus mit Diuretika behandeln darf. Man soll dort vielleicht Thiazide mit kaliumsparenden Diuretika kombinieren. Erstens ist der Effekt der beste und zweitens riskiert man keine Hypokaliämie: Diuretika in der Initialphase verwenden, um das Ödem zu reduzieren, jedoch nicht als Dauertherapie.

Brunner
In unserem Erfahrungsgut bewähren sich die Diuretika vor allem zur Kupierung von akuten Schüben und, wie Herr Bollinger sagte, zur Einleitung eines großen therapeutischen Programms.

Helmig
Herr Brunner, trägt Ultraschall zur Behandlung der Barrieren bei? Ist der Befund objektiviert worden?

Brunner
In der Physiotherapie wurde objektiviert, daß Ultraschall Narben aufzulösen vermag. Verzeihen Sie diese vereinfachte Darstellungsweise. Wenn wir davon ausgehen, daß Falten und Barrieren quasi Vernarbungen darstellen, zumindest eine hyperplastische, fibroplastische Zone, dürfte Ultraschall auch dafür geeignet sein. In der Praxis sehen wir tatsächlich, daß nach Ultraschallbehandlung solche Zonen besser entwässert werden.

Schmitz
An den tiefen Furchen oder Falten in der Nachbarschaft der großen Gelenke wird die Ultraschall- und Elektrobehandlung beim Lymphödem auf jeden Fall einen großen Nutzen haben. Wenn Herr Brunner empfiehlt, die Furchen zu beschallen, dann wird infolge der Breite üblicher Schallköpfe auch die Nachbarschaft mitbehandelt. Für den therapeutischen Nutzen dieser Therapie ist vermutlich die Frage, ob im engen Bereich der Falte selbst der Lymphtransport funktioniert, weniger bedeutsam als der Umstand, daß Ultraschall- und Elektrotherapie auch breite Abschnitte neben den Falten erfassen.

Zur Mykose: Warum keine Kompression? Eine sofortige Verbesserung der Durchblutung durch die Gefäßgymnastik der intermittierenden Kompression ist geradezu erwünscht.

Brunner
Danke für diesen sehr praktischen Hinweis.

Klüken
Wenn wir von der radikalen mechanischen Beseitigung des Lymphödems in Narkose sprechen, dann sollte man das nicht mit dem Namen van der Molen verbinden. Van der Molen hat sich von Anfang an immer gegen eine Narkose ausgesprochen.

Stemmer
Sicher befinden sich die Fälle des Stadiums 3 nach der Einteilung von Brunner im fortgeschrittenen Stadium, und die des Stadiums 4 ergeben sicher technische Probleme in der Behandlung, besonders in der Chirurgie. In der Praxis jedoch sind die Stadien 2 am häufigsten. Eine Elephantiasis ist fast ein historisches Krankenbild, das man mit dem Fortschritt der Medizin nicht mehr sehen sollte. Diese Stadien 2 stellen weniger technische als psychologische Probleme dar. Die Behandlung, bei der man die intermittierende Kompression und eine Nachbehandlung durch Bestrumpfung einsetzen kann, wird oft als etwas Schlimmeres angesehen als die Krankheit selbst.

Hier führt man den größten Kampf, damit diese Dauerkompression akzeptiert wird.

Bis jetzt haben wir von der intermittierenden Kompression nur als symptomatische Behandlung zur Ödementfernung gesprochen. Dazu kommt die ätiologische Behandlung, d. h. die Aktivierung der Thrombolyse. Außerdem könnte man eine weitere Unterteilung vornehmen, z. B. in intermittierende Kompression intern und extern. Ein Kompressionsverband bei Bewegung ergibt eine intermittierende Kompression von innen gegen das Widerlager. Extern übt die intermittierende Behandlung einen Druck von außen nach innen ohne Muskelbeteiligung.

Bolliger
Ich möchte noch etwas zum Stemmerschen Zeichen sagen. In der Lymphologie ist es eines der wichtigsten Zeichen überhaupt. Nach meiner Erfahrung gibt es kein falsch positives Stemmersches Zeichen. Ist es positiv, dann ist es ein Lymphödem.

Stemmer
Es gibt falsch negative, und zwar geht das auch aus dem Schema hervor, das Herr Brunner zeigte. Das sind die sekundären Lymphödeme, die an der Leiste beginnen und langsam zum Fußrücken fortschreiten. In diesen Anfangsstadien ist das Zeichen falsch negativ.

Knox
Zur Pathophysiologie des Lymphödems möchte ich etwas anmerken: Wir erhielten von Herrn Pflug Operationsmaterial, extrahierten Proteine, und analysierten sie biochemisch. Es befand sich nur sehr wenig Fibrin darin, der größte Teil bestand aus Elastin.

II. Chronische venöse Insuffizienz

Moderation: N. Klüken

Die alternierende Kompression als naturgegebenes Prinzip

W. Schneider
Universitätshautklinik
Liebermeisterstraße 25
7400 Tübingen

Wenn wir über die apparative, alternierende Kompressionstherapie reden, dann ist uns nicht immer voll bewußt, daß nicht nur die Natur in Gestalt der Muskelpumpe, sondern auch Binden und Kompressionsstrümpfe, wenn sie richtig angewendet werden, nach diesem Prinzip arbeiten.

Der Begriff Pumpe schließt den Wechsel von Druck und Sog bereits ein. Dies gilt für die Muskel- wie für die Gelenkpumpen, deren Wirkung nicht immer klar zu trennen ist. So konnte Staubesand zeigen, daß dieses Wechselspiel in vielen Muskel- bzw. Venenabschnitten sehr differenziert und doch harmonisiert abläuft. Dennoch soll wegen der guten Verständlichkeit noch einmal das Beispiel der großen intrafaszialen Leitvenen im Wadenbereich gebracht werden. Der Wechsel von Druck und Sog als Folge der Muskelaktion vollzieht sich an der gleichen Stelle in zeitlichem Wechsel, aber auch gleichzeitig an benachbarten Segmenten, d. h. örtlich alternierend. Da die Venen mit den Wänden der Faszienlogen fest verbunden sind, müssen sich bei Kompression eines Venenabschnitts die proximal und distal benachbarten Segmente erweitern.

Da jede Gelenkbewegung Muskelaktion voraussetzt, wobei nicht nur die Spannungsverhältnisse an Haut und Venen, sondern auch die Druckverhältnisse in den Venen selbst in gleichem Sinne wechseln, ist es, wie gesagt, schwer, den prozentualen Wirkungsgrad der einen Pumpe von dem der anderen exakt zu trennen. Das beiden Gemeinsame und Entscheidende bleibt letztlich die Bewegung.

Dieses Pumpsystem wird erst voll wirksam durch die Widerlager, d. h. für das intrafasziale System die Festigkeit der Faszie und für das extrafasziale System der Dehnungswiderstand der Haut.

Von hier zur üblichen Kompressionstherapie ist es nur ein kleiner Schritt. Dennoch übt die Kompression mit Binden (und z. T. auch mit Strümpfen) ganz speziell auf das extrafasziale System einen Gegendruck aus, den sogar die gesunde Haut niemals bieten kann. Voraussetzung einer solchen alternierenden Therapie ist jedoch, daß die Binde dem erschlaffenden Muskel nicht folgt wie die von uns bevorzugte feste, rein textilelastische Binde, im Gegensatz zur gummielastischen, die dem Muskel auch in der Erschlaffung folgt, und so das Nachfließen des Bluts zumindest behindert.

Die apparative, alternierende Kompression mit Druck und Druckentlastung ist also lediglich die Anwendung eines naturgegebenen Prinzips, wobei mit wesentlich stärkeren Kräften und entsprechendem Wirkungsgrad gearbeitet wird.

Gemeinsamkeiten von Diagnostik und Behandlung der chronisch-venösen Insuffizienz im Hinblick auf die intermittierende Kompression

Th. Wuppermann
Abt. Angiologie und Nuklearmedizin
Medizinische Hochschule Hannover
Karl-Wiechert-Allee 9
3000 Hannover 61

Bei meinem Thema ergibt sich die Schwierigkeit, vor einem erlesenen Kreis eine bekannte Materie wiederzugeben. Vor Ihnen aber über praktische Diagnostik und Therapie der chronisch-venösen Insuffizienz zu reden, d. h. wie man primäre Varikosis und postthrombotisches Syndrom unterscheidet, hieße „Eulen nach Athen tragen".

Ich beschränke mich deshalb auf die Untersuchung der Gemeinsamkeiten der unter dem Oberbegriff „chronisch-venöse Insuffizienz" zusammengefaßten Krankheitsbilder.

Dies sind
1. die vermehrte Blutfüllung der Beinvenen in aufrechter Körperhaltung und
2. die vermehrte Ödembildung.

Der wesentliche therapeutische Effekt der intermittierenden Kompression liegt in der Wirkung auf die Blutfülle der Venen und die Ödembildung.

In aller Kürze werden bisher noch nicht publizierte nuklearmedizinische Messungen des intravasalen Volumens und des extrazellulären Raums aus einer Untergruppe der chronisch-venösen Insuffizienz, dem postthrombotischen Syndrom, dargestellt.

Die gemessenen Veränderungen der Dauerkompression erlauben Rückschlüsse auf den möglichen Nutzeffekt der intermittierenden Kompression.

Zur Methodik:
Es handelt sich um die sog. Engymetrie, bei der in situ an der Wade ohne Einschränkung der Mobilität des Patienten über beliebige Zeit Kernstrahlungsfelder niedriger Intensität zweier verschiedener Nukleide und ihre zeitlichen Konzentrationsänderungen gemessen werden. Hierbei werden simultan Veränderungen im Extrazellulärraum und am intravasalen Raum auf Wadenhöhe erfaßt.

Mittels zehn miniaturisierter, batteriebetriebener, gasgefüllter Geiger-Müller-Zähler, die, von einer geschlitzten Bleiblende umgeben, in Acrylglas eingebettet sind, und durch Anordnung in zwei Lagen übereinander sowie durch Trennung mittels Bleischieber variabler Dicke kann die Strahlung zweier verschiedener Radionuklide unterschiedlicher Energie gleichzeitig gemessen und diskriminiert werden.

Neu an dieser Methode ist, daß Signale am Ort der Messung primär gespeichert werden und daß nach Abschluß der Messung Auslese, Sekundärspeicherung, Auswertung und Darstellung der Daten über ein Mikrocomputersystem erfolgen.

Zur Messung werden folgende Isotopen verwendet:

1. 30 μCi Bromid (Br 82), hergestellt im institutseigenen Reaktor mit einer Halbwertzeit von 35 Stunden und einer Strahlungsintensität von ca. 400 KEV. Dies Bromid wird 24 Stunden vor der Untersuchung injiziert. Es verteilt sich zu 80% in den Extrazellulärraum, dient also zur Darstellung von Flüssigkeitsverschiebungen in diesem Raum.

2. 1 mCi Technetium (Tc 99), das zur In-vivo-Markierung von Erythrozyten eine halbe Stunde vor der Untersuchung injiziert wird. Die Strahlungsintensität beträgt 140 KEV, die Halbwertzeit 6 Stunden. Technetium-markierte Erythrozyten erlauben es, das relative intravasale Volumen und seine Verschiebung zu messen.

Die Diskriminierung der Strahlung beider Radionuklide erfolgt durch die beschriebene getrennte Detektoranordnung, wobei die Zählrate im Technetiumkanal bezüglich Brom korrigiert werden muß. Die Messung erfolgte an 20 Beinen mit postthrombotischem Syndrom jeweils im Bereich des maximalen Wadenumfangs beim Liegen, Sitzen, Stehen und Gehen mit, wie ohne Kompression durch einen Strumpf der Kompressionsklasse II.

Die zerfallskorrigierten Zählraten wurden als Prozent der Änderung der Ausgangswerte im Liegen berechnet und angegeben.

Die folgenden Abbildungen demonstrieren die Meßergebnisse:

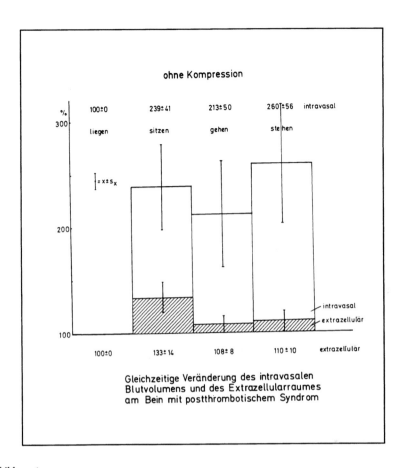

Abbildung 1:
Beim postthrombotischen Syndrom ohne Kompression kommt es, wenn die Werte im Liegen als Referenz verwendet werden, beim Sitzen zu einer Zunahme des intravasalen Volumens um 239%, beim Gehen zu einem mäßigen Abfall auf 213%, während beim Stehen eine geringe Zunahme auf 260% an der Wade gemessen wird.

Auffällig ist eine Zunahme des extrazellulären Volumens auf 133% beim Sitzen mit Abnahme beim Gehen auf 108% und, etwa gleichbleibend, beim Stehen bei 110%.

Die Unterschiede zwischen Sitzen und Gehen ohne Kompression sind in den beiden Kompartimenten signifikant.

Sitzen ist die Körperhaltung mit der stärksten Neigung zur Ödembildung.

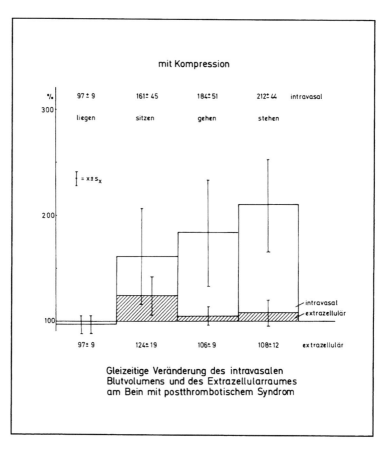

Abbildung 2:
Beim Anlegen von Kompressionsstrümpfen kommt es im Vergleich zum Zustand ohne Kompression zu einer signifikanten Verringerung des intravasalen Volumens beim Sitzen auf 124% mit nicht signifikanter Steigerung auf 184% beim Gehen und 212% beim Stehen.

Insgesamt hochsignifikant sind die Unterschiede zwischen den Werten mit bzw. ohne Kompression im intravasalen Volumen im Sitzen.

Bei den Impulsänderungen im Bromraum, d. h. dem Ödem, lassen sich jedoch zwischen Kompression bzw. fehlender Kompression beim Sitzen, Gehen oder Stehen bei einer Meßdauer von 10 Minuten keine Unterschiede feststellen.

Man kann aus diesen Messungen folgende Schlüsse ziehen:
1. Mittels Engymetrie lassen sich schnelle und erhebliche Veränderungen des intravasalen Blutvolumens am Bein zwischen Liegen, Sitzen und Gehen mit und ohne Kompression nachweisen.

2. Die Zunahme des extrazellulären Ödemvolumens war beim Sitzen am ausgeprägtesten, jedoch unabhängig von der Kompression, allerdings bei einer Meßdauer von bisher nur 10 Minuten.

Kompression führt, unseren bisherigen Meßergebnissen zufolge, innerhalb einer Meßdauer von 10 Minuten zwar zu einer signifikanten Verringerung des intravasalen Volumens im Sitzen und geringen, jedoch unter Kompression im Sitzen noch nicht signifikanten Veränderungen im Extrazellulärraum.

Die Veränderungen des Ödems verursachen eine nur langsam eintretende Änderung des Blutvolumens und erfordern eine längere Meßzeit.

Wenn man spekulativ diese Meßergebnisse auf die intermittierende Kompression zu übertragen versucht, kann man folgende Hypothesen aufstellen:

1. Veränderungen des intravasalen Volumens dürften bei intermittierender Kompression nicht von Dauer, sondern bei jeder Lageänderung sofort reversibel sein.

2. Die Indikation zur intermittierenden Kompression muß demnach das Ödem sein.

Das Ödem ist beim Sitzen am stärksten ausgeprägt. Die bisherige Meßdauer von 10 Minuten kann zwar durch Dauerkompression noch keine signifikanten Änderungen des Ödems beweisen, es ist jedoch anzunehmen, daß sich bei länger dauernder Messung mit intermittierender Kompression eine deutliche Verringerung des im Sitzen entstandenen extrazellulären Volumens, d. h. des Ödems, nachweisen läßt.

Alternative Überlegungen zur Wirkungsweise der intermittierenden Kompression

R. Schmitz
Arzt für Hautkrankheiten
Vogelsangstraße 4
7300 Esslingen a. N.

Es wird unterstellt, daß die Wadenvenen normalerweise auch die Funktion eines Überlaufbassins für unerwartete Blutmengen haben, wie sie zum Wegführen plötzlich anfallen, wenn die Wadenmuskulatur kräftig betätigt wird. Stimmt die Unterstellung, dann wird das Bassin bei der venösen Insuffizienz zum See!

Während der Sitzung einer pneumatischen Massage mit intermittierender Kompression wird die Muskelpumpe gar nicht betätigt. Infolgedessen fällt es schwer, in der intermittierenden Kompression allein eine Unterstützung der Muskelpumpe zu sehen.

Wären die Beinvenen starr und verfügten sie über etwa die gleiche Transportkapazität wie die Beinarterien, dann könnten wir zwar nur wie die Störche gehen, Arterien und Venen des Beines wären dann aber ein System, das man mit einem Systen kommunizierender Röhren vergleichen könnte.

Die Kräfte, die in einem solchen System den Rücklauf des Blutes aus dem Bein zu besorgen hätten, wären in erster Linie der arterielle Restdruck als Vis a tergo sowie als Vis a fronte die Saugfunktion des sich bewegenden Zwerchfells. Es wären diejenigen Kräfte, die beim liegenden Menschen die venöse Entsorgung in der Ruhe aufrechterhalten und sichern.

So gesehen ist die intermittierende Kompression beim liegenden Patienten, ausgeführt mit Luftdruckmassagen, nicht eine Unterstützung der Muskelpumpe, sondern eine Alternative zur stilliegenden Muskelpumpe, ein motorischer Antrieb der durch Einengung der Gefäße und Sperrung der Überlaufbecken verbesserten Ruhedurchblutung. Eine Hilfe, eine Ergänzung für die ruhende oder beschädigte Muskelpumpe.

Für die Gestaltung der intermittierenden Kompression wäre dann zu überlegen:

Lagert man den Patienten so, daß die Herzkraft das Blut gegen die Schwere in das Bein schicken muß, der Rücklauf aber mit der Schwere erfolgt, müßte sich der Effekt der intermittierenden Kompression optimieren lassen.

Wie soll der Rhythmus von Kompression und Dekompression eingestellt werden? Sucht man ein biologisches Metronom, dann müßte man die Atemfrequenz wählen. Arbeitet man mit der Uhr, dann sollte die kompressive Phase recht lang, die dekompressive Erholungsphase dagegen kurz sein.

Für eine intermittierende Kompression bei venöser Insuffizienz hätten gekammerte Geräte keine ersichtlichen Vorzüge gegenüber den nicht gekammerten. Beim Lymphödem, dessen Entsorgng nicht nach den Gesetzen der Hämodynamik erfolgt, wird das anders sein. Es steht hier aber nicht zur Diskussion.

Sicherlich wirkt die intermittierende Kompression bei der venösen Insuffizienz nicht allein auf die Hämodynamik unmittelbar ein. Man muß mindestens einen weiteren Effekt annehmen: Die Erhöhung des Gewebsdruckes und damit die Begünstigung eines für die Resorption von Gewebsflüssigkeit in die Gefäße wirkungsvollen Druckgefälles von außen nach innen.

Eine Ausdehnung der hier vorgelegten Überlegungen auch auf die intermittierende Kompression des Beins im phlebologischen Kompressionsverband, während das Bein in der Senkrechten gehalten und im Verband bewegt wird, soll hier nicht erfolgen. Der Referent behält sich aber vor, dahingehende Überlegungen an anderer Stelle vorzulegen.

Mikrozirkulation bei der chronisch-venösen Insuffizienz

A. Bollinger
Angiologische Abteilung
Department für Innere Medizin
Poliklinik
Universitätsspital Zürich
CH 8091 Zürich

Aus vitalmikroskopischen Arbeiten von Fagrell geht hervor, daß sich um die dilatierten und bäumchenartig geschlängelten Hautkapillaren bei chronisch-venöser Insuffizienz Mikroödeme enwickeln. Durch Untersuchungen mit Fluoreszenzfarbstoffen unter Anwendung eines Videomikroskopiesystems läßt sich zusätzlich die gesteigerte Kapillarpermeabilität direkt erfassen. Bei der Atrophie blanche, einer Prädilektionsstelle für venöse Ulzera, diffundiert der Farbstoff aus den Randkapillaren in das avaskuläre Feld und erreicht seine maximale Konzentration in der Mitte erst nach 20 – 40 Minuten. Durch Fluoreszenz-Mikrolymphographie gelangen die oberflächlichen Lymphkapillaren zur Darstellung. Bei Patienten mit schwerer chronisch-venöser Insuffizienz ist das Lymphkapillarnetz teilweise oder vollständig zerstört. Die erhaltenen Kapillaren sind für Makromoleküle vermehrt durchlässig. In einzelnen Fällen lassen sich wie beim Lymphödem kutane Refluxphänomene auf mikrovaskulärer Ebene beobachten.

Untersuchungen zur Wirksamkeit der intermittierenden Kompression

H. Partsch
Gefäßambulanz
Hanusch-Krankenhaus
Heinrich-Collin-Straße 30
A 1140 Wien

Die Kompressionstherapie mit Verbänden und Strümpfen ist die Basisbehandlung der chronischen venösen Insuffizienz und des Lymphödems. Voraussetzung für eine optimale Wirksamkeit dieser Therapie ist die Betätigung der venösen Beinpumpe durch den Patienten. Besonders bei Verwendung von unelastischem Bindenmaterial kommt es während jeder Muskelsystole zu einem kräftigen Druckanstieg, der einen Massageeffekt auf oberflächliche und tiefe Venen ausübt. Der Motor für diese intermittierende Kompression ist die Beinmuskulatur. Ein prinzipiell ähnlicher Effekt kann auch durch passive Kompression der Beine erzielt werden. Bei entsprechend rascher Sequenz (Abb. 1) von Kompressionsphasen ist es sogar möglich, den gleichen Effekt auf den Druck in einer Fußrückenvene zu erzielen wie mit einer aktiven Bewegung im Sprunggelenk.

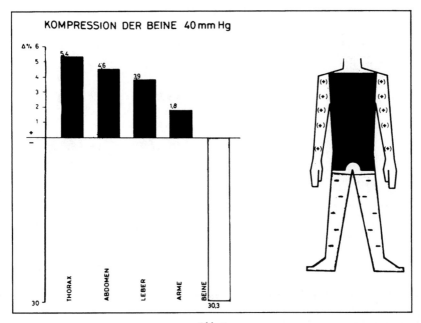

Abb. 1

Die klinische Hauptindikation für eine apparative Beinkompression liegt demnach bei jenen Patienten, die ihre Muskelpumpe nicht oder nicht genügend betätigen können.

Wir haben in den letzten Jahren Erfahrungen mit Druckwellengeräten (vorwiegend Lymphapress, 3) sowie mit Einkammermodellen (vorwiegend Jobst-Apparat und Hydroven, 1) gesammelt und einige apparative Untersuchungen durchgeführt, über die im folgenden berichtet werden soll:

1. Volumenmessungen der Extremität

Zur Volumenmessung einer Extremität haben wir uns des Scheibenmodells nach Kuhnke bedient (Abb. 2), nach dem in 4 cm Abständen der Umfang des Beins gemessen wird. Mit einem kleinen Computerprogramm kann die Formel (Abb. 3) für das angenäherte Beinvolumen berechnet werden. Im akuten Versuch konnten wir mit einem Druckwellengerät bei Patienten mit Lymphödemen eine Volumenreduktion um durchschnittlich 4,6% erzielen (3).

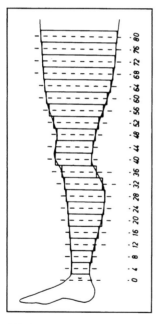

AKUTE VERSUCHE
63 Ly – Kompressionen an 7 Patienten
VOR
7890.4 ± 383.2 ml   ($\bar{x}$ ± SEM)
NACH
7526.8 ± 367.7 ml   (−4.61% = 364 ml)
($p < 0.001$ Student)

Abb. 2   Abb. 3

Systematische Untersuchungen mit Einkammermodellen haben wir bisher nicht durchgeführt, jedoch läßt die meßbare Umfangsabnahme nach jeder Sitzung prinzipiell ähnliche Resultate erwarten.

Die Erfolge durch apparative Kompression lassen sich nur aufrechterhalten, wenn zwischen den einzelnen Behandlungen gute Kompressionsverbände angelegt werden.

2. Lymphtransport

Zur Beurteilung des Lymphtransports unter apparativer Extremitätenmassage wurden die Isotopenlymphographie und die indirekte Röntgenlymphographie herangezogen.

Bei der Isotopenlymphographie kommt es nach subkutaner Injektion von 99 mTc Schwefelmikrokolloid in Fuß- bzw. Handrücken zu einer Speicherung der Aktivität in den regionären Leisten- bzw. Achsellymphknoten, die mittels Gamma-Kamera registriert wird.

Abbildung 4 zeigt das Beispiel einer Patientin mit beidseitigen idiopathischen Ödemen der Beine, die auf der rechten Seite mit einer Druckwellenmassage, links mit einem Einkammermodell behandelt wurde. Man erkennt, daß es unter Druckwellenmassage zwar zu einer rascheren Darstellung der Leistenlymphknoten kommt, daß aber nach 15 Minuten auch auf der Seite der Einkammerkompression alle Lymphknoten angefärbt sind (3).

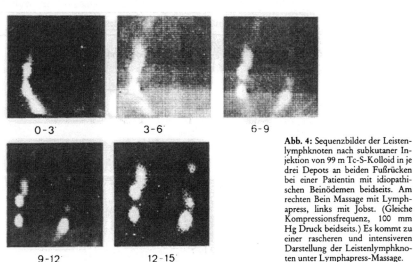

Abb. 4: Sequenzbilder der Leistenlymphknoten nach subkutaner Injektion von 99 m Tc-S-Kolloid in je drei Depots an beiden Fußrücken bei einer Patientin mit idiopathischen Beinödemen beidseits. Am rechten Bein Massage mit Lymphapress, links mit Jobst. (Gleiche Kompressionsfrequenz, 100 mm Hg Druck beidseits.) Es kommt zu einer rascheren und intensiveren Darstellung der Leistenlymphknoten unter Lymphapress-Massage.

Die Zeitaktivitätskurven dieser Kinetik zeigt Abbildung 5. Wenige Minuten nach Start der Massage ist sowohl mit der Druckwellenmassage als auch mit dem Einkammermodell ein Plateau der Lymphknotenaktivität erreicht, es kommt aus der Peripherie her kein weiteres Kolloid mehr nach. Ohne Massage ist der Lymphtransport demgegenüber wesentlich langsamer.

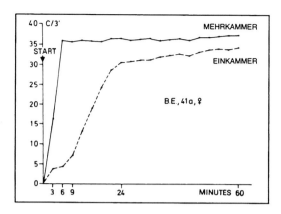

Abb. 5

Abbildung 6 zeigt, daß eine apparative Massage auch bei geschädigten Lymphgefäßen zu einem beschleunigten und vermehrten Abtransport des Tracers in die Lymphknoten führt. Bei dieser Patientin mit einem beidseitigen Armlymphödem nach Ablatio mammae wurde in beide Handrücken Tc-markiertes Kolloid injiziert und die Aktivität über beiden Axillen sowie der Leber fortlaufend registriert. Schon das Anlegen der Massagemanschette am rechten Arm führte zu einem Anstieg der Aktivität über den regionären Lymphknoten. Nach Beginn der Massage auf der rechten Seite erkennt man eine drastische Beschleunigung des Lymphtransports, wobei sich wieder nach 12 Minuten ein Plateau einstellt.

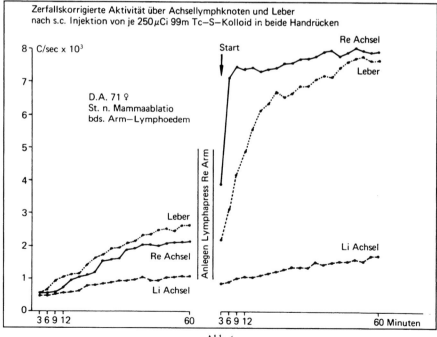

Abb. 6

Eine beschleunigte Darstellung der peripheren Lymphgefäße nach apparativer Massage läßt sich auch mittels indirekter Lymphographie mit neuen Röntgenkontrastmitteln nachweisen.

Bei diesem Patienten (Abb. 7) mit einem sekundären Beinlymphödem stellen sich 6 Minuten nach Injektionsbeginn erweiterte, geschlängelte Lymphgefäße am Fuß dar. Wird diese Untersuchung einige Tage später unter apparativer Massage wiederholt, reicht die Darstellung der Lymphgefäße nach 6 Minuten bis zum Unterschenkel.

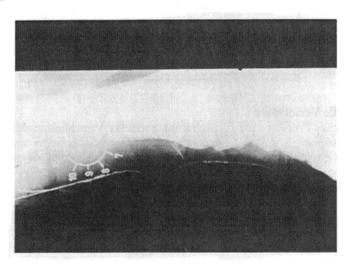

Abb. 7

Welche Rolle spielt nun die hier demonstrierte Förderung des Lymphtransports unter apparativer Massage für die Volumenreduktion des Beins? Um diese Frage zu beantworten, wurde der Eiweißgehalt des Gewebes untersucht.

3. Bestimmung des Albuminraumes

131 J-Albumin ist 3 Tage nach i.v. Injektion weitgehend homogen im Extrazellulärraum (Intravaskulär- und Interstitialraum) durchmischt (2).

Abbildung 8 zeigt eine Untersuchung bei einer Patientin mit einseitigem Beinlymphödem. Während eine apparative Beinmassage am gesunden Unterschenkel zu keiner nennenswerten Änderung von Beinvolumen und Albuminaktivität führt, kommt es auf der Seite des Lymphödems zu einer Reduktion dieser beiden Parameter. Da das Volumen überproportional geringer wird, resultiert ein Anstieg der spezifischen Aktivität, also des Eiweißgehalts pro ccm. Dieser Steigerung des onkotischen Drucks muß durch eine weitere Kompressionsverbandsbehandlung im Anschluß an die Massage folgen, da es sonst zu einer Wiedereinschwemmung von Wasser kommt.

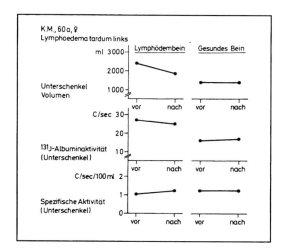

Abb. 8

4. Arterielle Versorgung

Ein klinisches Problem sind Patienten mit arterieller Verschlußkrankheit, bei denen die periphere Durchblutung durch zusätzliche Ödeme weiter verschlechtert wird. Wie die nächste Abbildung (9) zeigt, besteht ein Circulus vitiosus über die Gewebsanoxie, die zu einer gesteigerten Kapillarpermeabilität und damit zum Ödem führt, das die Anoxie weiter verschlechtert.

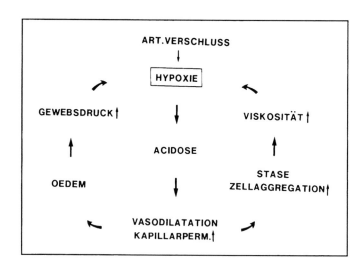

Abb. 9

Um einen groben Parameter für die Hautdurchblutung zu erhalten, haben wir uns der Photophletysmographie bedient (Abb. 10). Die Pulsamplitude ist ein gewisses Maß für die arterielle Perfusion der obersten Hautschichten.

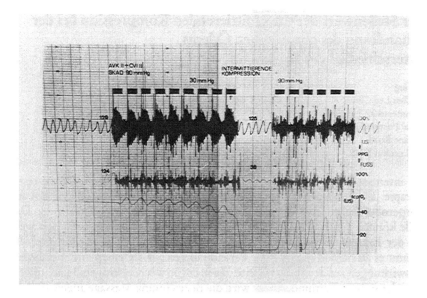

Abb. 10

Die apparative Beinmassage mit einem Einkammermodell führt zu einem Anstieg dieser Pulsamplitude.

Dabei müssen allerdings die gewählten Kompressionsdrücke der Höhe des lokalen Perfusionsdrucks angepaßt werden.

Ein zu hoher Andruck kann zur Reduktion des transkutan gemessenen Sauerstoffpartialdrucks führen, wohingegen milde Drucke zu einem Anstieg führen.

Zusammengefaßt kann festgestellt werden, daß eine apparative Massage zu einer verstärkten Volumenreduktion einer geschwollenen Extremität durch Wasserverlust und zu einem verbesserten und beschleunigten Lymphtransport führt. Durch Reduktion des Ödems steigt die Durchblutung an.

Literatur

1. Mostbeck, A., H. Partsch: Umverteilung regionaler Blutvolumina durch Dihydroergotamin und Beinkompression. Med. Klin. 73 (1978), 801–806
2. Partsch, H., O. Lofferer, A. Mostbeck: Zur Beurteilung der Lymph- und Venenzirkulation am Bein mit und ohne Kompression. Akt. Probl. Angiol. 19 (1973), 169–175
3. Partsch, H., A. Mostbeck, G. Leitner: Experimentelle Untersuchungen zur Wirkung einer Druckwellenmassage (Lymphapress) beim Lymphödem. Phlebol. . Proktol. 9 (1980) 124–128

Der Stellenwert der intermittierenden Kompression bei der Behandlung des chronischen Ödems unterschiedlicher Genese

J. Pflug
Swollen Leg Clinic
Hammersmith Hospital
Royal Postgraduate Medical School
Ducane Road
GB London W 12

Die intermittierende Kompression ist eine der vielen Formen der Kompressionstherapie. Ihr Prinzip besteht in der intermittierenden Unterbrechung des auf die Körperoberfläche einwirkenden Drucks. Höhe, Form und Bereich der Druckwelle können je nach Bedarf oder Auffassung des Therapeuten verändert werden. Bei der Extremität umfaßt die Wirkung den gesamten Weichteilmantel. Dabei kommt es zu hämodynamischen Veränderungen auf der einen und metabolischen Auswirkungen auf der anderen Seite, die in engen wechselseitigen Beziehungen zueinander stehen. Terminologisch wird die Bezeichnung Massage angewandt, wenn die Druckeinwirkung manuell erfolgt, und die Bezeichnung intermittierende Kompression, wenn sie apparativ angewandt wird. Im Wirkprinzip besteht zwischen den beiden Modalitäten kein Unterschied (Hamann et al., 1980).

Die apparative Druckanwendung hat in der Medizin eine lange Geschichte (Tab. I), wahrscheinlich aus zwei gewichtigen Gründen: Sie hat eine große Indikationsbreite und ist praktisch durch keine Nebenwirkungen oder Komplikationen belastet. So wurde schon 1843 die Kompressionstherapie apparativ vorgenommen.

I.K. – Literaturübersicht.	
Sir James Murray V.T. Junod	1834
K.G. Bier, T. Lewis & R. Grant, W.S. Collins & N.D. Wilenski, R.R. Linton et al.	1903 – 1941
J.P. Henry et al., S. Rastgeldi J.J. Pflug, E.H. Strehler	1955 –

Tabelle I:
Literaturübersicht: Grob vereinfachte Zusammenfassung der Entwicklung der apparativen Druckbehandlung. Die gesamte Periode läßt sich in drei Etappen einteilen, in denen die Drucktherapie jeweils eine besonders starke Beachtung der Mediziner erfuhr.

Nachstehend sollen Wirkung und Bestimmung der Wirksamkeit intermittierender Kompression in ihrer einfachsten, aber dafür preiswertesten Form – dem Hydroven-Einkammersystem – dargestellt werden.

M. E. kann man den Effekt einer Therapiemaßnahme um so gründlicher und objektiver beurteilen, je mehr man über das Wirkungsprinzip dieser Maßnahme auf der einen Seite und über die Pathognese des damit behandelten Leidens auf der anderen weiß. Deswegen erfolgt eine Einteilung des Themas in fünf Bereiche, zu denen kurz Stellung genommen wird.

Es sind:
1. Die Implikation der Chronizität.
2. Pathophysiologie des chronischen Ödems.
3. Der Unterschied zwischen dem venösen und lymphatischen Ödem.
4. Das Wirkprinzip der intermittierenden Kompression.
5. Bestimmung der therapeutischen Wirksamkeit der intermittierenden Kompression.

1. Die Implikation der Chronizität
In erster Linie ist es der permanente, je nach Schweregrad des Leidens in seiner Tiefe variierende Einschnitt in die Lebensweise des Patienten. Eine chronische Krankheit bedeutet einen über Jahre bis Jahrzehnte gehenden regelmäßigen Kontakt mit dem behandelnden Arzt. Sie bedeutet weiter eine dauernde Einnahme von Medikamenten oder/und eine permanente Abhängigkeit von mechanischen Behandlungsmaßnahmen, die den durch die chronische Erkrankung verursachten Funktionsausfall kompensieren. Die für das therapeutische Resultat wichtigste Implikation – sie resultiert mehr oder weniger aus den drei eben genannten Maßnahmen – besteht darin, daß der Behandlungserfolg nicht, wie wir es von den Akutkrankheiten gewöhnt sind, vom Arzt, sondern vom Patienten abhängt. Der Arzt muß die Diagnose stellen und die Therapie bestimmen, er soll sie auch überwachen und mit einer geeigneten psychologischen Führung des Patienten kombinieren. Das Resultat kann er jedoch mit all diesen Maßnahmen nur wenig beeinflussen. Der Grund liegt in der Applikationsmodalität der Therapie. Sie muß tagtäglich und im Fall der physikalischen Verfahren, zu denen auch die intermittierende Kompression zählt, für eine beträchtliche Zeitdauer angewandt werden.

Die Durchführung kann nur der Patient selbst übernehmen. Für seinen persönlichen Einsatz und sein Engagement (auch Compliance genannt) gibt es keinen Ersatz.

Die wichtigste Konsequenz der Chronizität ist aus all diesen Gründen ohne Zweifel eine patientenorientierte Heimbehandlung, d. h. eine Behandlungsmethode, die so einfach, so billig und so komplikationslos ist, daß sie von jedem Patienten selbst beurteilt, erworben und appliziert werden kann.

2. Pathophysiologie des Ödems

Das Ödem stellt nach der Definition eine pathologische Ansammlung der interstitiellen Flüssigkeit dar, deren unmittelbare Ursache eine Störung des transkapillaren Flüssigkeitsaustauschs ist.

Unser Verständnis eines Ödemzustands wird durch die Tatsache behindert, daß für jeden von uns der Begriff Flüssigkeit untrennbar mit der Vorstellung verbunden ist, diese Flüssigkeit kann jeden Zwischenraum des Körpers im freien Fluß passieren. Im Interstitium, dem Zielorgan des Ödems, existiert jedoch im Unterschied zu allen anderen Organen und Systemen kein freier Durchfluß der Gewebsflüssigkeit. Wir können einen Schwellungszustand am besten analysieren, wenn wir davon ausgehen, daß sämtliche der Zirkulation dienenden Flüssigkeiten, nämlich die Gewebsflüssigkeit, Lymphe und Blut, sich in drei Kompartimenten bewegen − dem interstitiellen, lymphatischen und dem Blutkompartiment (Abb. 1). Der Erkenntnisgewinn über diese drei Systeme ging in praktisch genau hundertjährigen Abständen vom Blut- (William Harwey − 17. Jahrhundert) über das Lymph- (Olof Rudbeh − 18. Jahrhundert) zum interstitiellen Kompartiment (Claude Bernard − 19. Jahrhundert).

THE 3 FLUID CIRCULATIONS

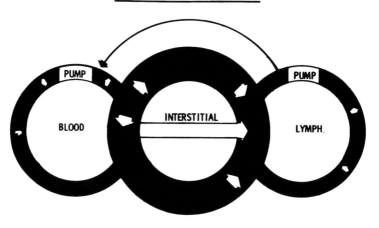

Abb. 1:
Kompartiment-Konzept. Zum Überleben der Zellen notwendige Flüssigkeitsbewegungen werden von drei Systemen gewährleistet, die in engen Wechselbeziehungen zueinander stehen und als Kompartimente aufgefaßt werden. Dazu gehört das pumpabhängige Blutgefäßsystem (links), das pumpabhängige lymphatische System (jedes mit einer proximalen und distalen Klappe versehene lymphovaskuläre Segment wirkt analog dem Herzen wie eine Pumpe) und das pumpenlose Interstitium.

Man ging dabei fast automatisch und unbewußt so vor, daß das Konzept des schon analysierten Kompartiments, hinsichtlich der Klassifizierung und Terminologie, zur Bezugsebene für das später Entdeckte wurde. Beim Übergang von der Blut- auf die Lymphzirkulation war die Analogie auf praktisch allen Ebenen offensichtlich und in vollem Umfang gegeben.

Das trifft aber nicht auf das interstitielle Kompartiment zu.

Das interstitielle Kompartiment besitzt drei Eigenschaften, die es einem Mediziner sehr schwer machen, die physikalischen und biochemischen Grundlagen der Ödementstehung und Ödemregression zu begreifen.

Es ist erstens die morphologische Beschaffenheit des interstitiellen Kompartiments – es hat keine anatomisch definierbaren Grenzen. Zweitens ist es sein physikalischer Zustand – es stellt ein Kolloid dar, das heißt, es besitzt gleichzeitig Eigenschaften des Festkörpers und der Flüssigkeit. Ein Kolloid besteht aus zwei Phasen, dem Gel, das für die Festkörpereigenschaften verantwortlich ist, und dem Sol, das die Flüssigkeitseigenschaften repräsentiert. Drittens ist es das Verhältnis der Flüssigkeit zum Interstitium: Das Wasser kann in das kolloidartige Interstitium leicht eindringen und es auch verlassen, wenn es aber eingedrungen ist, wird es dispergiert und gebunden, so daß es sich nicht im freien Fluß bewegen kann.

Die gesamte Wasserbewegung hängt wie bei allen anderen nicht fixierten Elementen des Interstitiums von hydrostatischen, osmotischen und mechanischen Kräften ab, die von innen und außen her auf das Interstitium einwirken (Abb. 2). Das Ödem ist demnach nicht eine Ansammlung einer freien Flüssigkeit (Starling 1909), wie aus der herkömmlichen Definition hervorgeht, sondern eine Vermehrung der Solphase (Zweifach, Silberberg 1979).

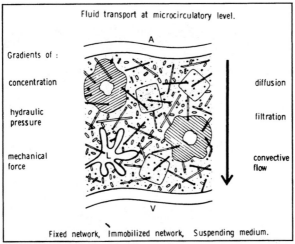

Abb. 2:
Extravaskuläre Flüssigkeitsbewegung (transkapillärer Flüssigkeitsaustausch). Das morphologische Substrat des kolloidalen Interstitiums wird in bezug auf dessen Transportfähigkeit in fixierte Elemente (Fibrillen), immobilisierte Elemente (Mukopolysaccharide) – früher unter dem Begriff Grundsubstanz zusammengefaßt – und in suspendierte Elemente (Gewebsflüssigkeit mit klein- und großmolekularen Partikeln) eingeteilt. Nach dem von E. Starling um die Jahrhundertwende ausgearbeiteten und im großen und ganzen bis jetzt gültigen Konzept geht die, allerdings auf molekularer Ebene stattfindende, transinterstitielle Bewegung des Wassers und darin aufgelöster Partikel auf drei Kräfte zurück: den osmotischen, hydrostatischen und mechanischen Druck (modifiziert nach Starling [1909] und Zweifach, Silberberg [1979]).

3. Der Unterschied zwischen venösem und lymphatischem Ödem

Die Flüssigkeit erreicht das Interstitium durch den arteriellen Schenkel der Blutkapillare, verläßt es aber auf zweierlei Wegen – durch den venösen Schenkel der Blutkapillaren und durch die initialen Lymphgefäße. Es genügt, wenn wir uns bewußt machen, daß bei der Außenfiltration mit dem Wasser kleinmolekulare und großmolekulare Substanzen des Plasmas das Interstitium erreichen.

Die Wassermoleküle und die kleinmolekularen Substanzen können durch den venösen Schenkel der Blutkapillare zurückresorbiert werden, für die großmolekularen Substanzen (meistens Plasmaproteine) ist die Blutkapillarwand eine Einbahnstraße – sie werden nur von den Lymphkapillaren resorbiert.

Die Ursache des venösen Ödems ist die Erhöhung des intrakapillaren hydrostatischen Drucks. Daraus resultiert die Überschwemmung des Interstitiums mit dem Kapillarfiltrat, bestehend aus den oben genannten drei Substanzen: Wasser, klein- und großmolekulare Partikel.

Wenn der intrakapillare Druck sinkt, steht zum Rücktransport des Ödems die sehr effiziente Blutzirkulation und das intakte Lymphsystem zur Verfügung (Abb. 3). Wenn man davon ausgeht, daß jede Kapillare wenigstens 4mal in der Minute perfundiert wird, ist es klar, daß auch das größte venöse Ödem innerhalb kurzer Zeit (2–3 Stunden) resorbiert wird.

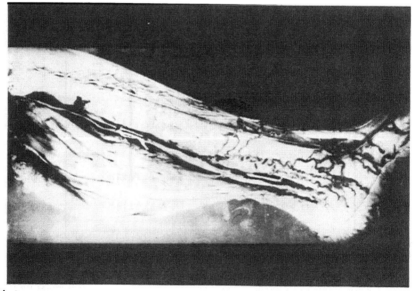

Abb. 3
Dissektionspräparat des Unterschenkels, das die Topographie und den Verlauf der mit weißem Neopren-Latex injizierten oberflächlichen medialen (über dem Schienbein, entlang der V. saphena magna) und der tiefen Lymphbahnen (im engen Kontakt zu den Vasa tibialia posteriora) zeigt.

Deswegen steht jeder Patient mit venösem Ödem ohne Ausnahme in der Frühe mit einem total abgeschwollenen Bein auf. Das ist beim Lymphödem nicht der Fall. Hier wird der Überschuß an Flüssigkeit im Interstitium (also die Schwellung) durch eine höhere Konzentration der Proteine verursacht, die durch das defekte Lymphsystem nicht abtransportiert werden kann.

Wir haben die Lymphe bei einigen Patienten mit Lymphödem analysieren können und dabei gefunden, daß die Konzentration der Proteine etwa doppelt so hoch ist wie bei Gesunden (Tab. II). Die Relation der einzelnen Proteine zueinander bleibt jedoch unverändert. Wir haben daraus geschlossen, daß die unmittelbare Ursache des Lymphödems nicht ein Defekt der Lymphproduktion, sondern des Lymphtransports ist. Da dieser Transport von den hydrostatischen Kräften ziemlich unabhängig ist, wird beim Abfall des hydrostatischen Drucks im Liegen die Filtration der Proteine von den Blutgefäßkapillaren in das Interstitium zwar abgeschwächt, der Lymphtransport jedoch nicht vergrößert. Ein Patient mit Lymphödem steht vereinfacht ausgedrückt mit derselben Schwellung auf, mit der er sich hinlegte.

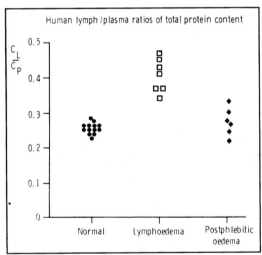

Tabelle II:
Konzentrationsunterschiede des Gesamtproteins in pränodaler Lymphe des Fußrückens: links – normale Werte, Mitte – Patienten mit primärem Lymphödem, rechts – Patienten mit postphlebitischem Ödem.

4. Der Wirkmechanismus der intermittierenden Kompression
Bei liegenden Patienten hängt die interstitielle Zirkulation vorwiegend von osmotischen Kräften, d. h. von Konzentrationsdifferenzen ab. Die dominierende Bewegungsmodalität ist die Diffusion. Die intermittierende Kompression fügt hydrostatische und mechanische Kraft inzu. Dadurch wird die Diffusion infolge der wesentlich effektiveren Filtration und konsekutiven Strömung ersetzt und der transkapillare Flüssigkeitsaustausch nachhaltig gesteigert.

Der Druck wirkt auf eine biologisch sehr komplizierte Struktur, die wir als Weichmantel der Extremität bezeichnen (Abb. 4). Physikalisch besteht dieser Weichteilmantel aus:

1. Flüssigkeit, die im Röhrensystem der Blut- und Lymphgefäße aufgrund der mehr oder weniger festprogrammierten hydrostatischen Druckdifferenz in einer anatomisch vorgegebenen Richtung zirkuliert.

2. Festkörpersubstanz.

3. Kolloidmasse des Interstitiums, in der die Flüssigkeitsbewegung von zwei Druckgradienten bestimmt wird, dem osmotischen und mechanischen.

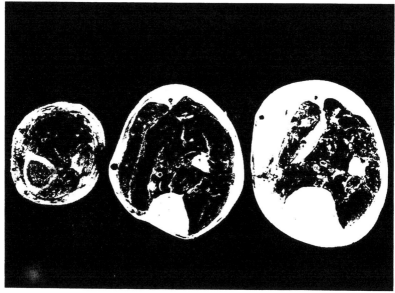

Abb. 4:
Drei transversale Ebenen des Weichteilmantels des Unterschenkels: von links nach rechts – proximales, mittleres und distales Drittel.

Grob vereinfacht und rein qualitativ ausgedrückt kommt es in der Druckaufbauphase zur Entleerung der Niederdruckkanäle des Drainagesystems in die herzwärts gelegenen Abschnitte mit Übertritt der Plasmaflüssigkeit und in ihr gelöster Partikel durch die Kapillarwand in das Interstitium. Dadurch steigt der interstitielle Gesamtdruck, so daß in der Druckabbauphase die interstitielle Flüssigkeit in die entleerten Initialabschnitte des venösen und lymphatischen Drainagesystems hineingetrieben wird (Abb. 5).

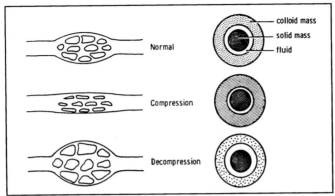

Abb. 5:
Wirkmechanismus der intermittierenden Kompression. Oben – Ruhepause. Mitte – Druckaufbauphase: druckbedingte Entleerung der Drainagekanäle und Füllung des Interstitiums. Unten – Druckabbauphase: Entleerung des Interstitiums und Füllung der Drainagekanäle.

Unsere Analysen der pränodalen Lymphe zeigen, daß der Effekt der intermittierenden Kompression sowohl in bezug auf die Zusammensetzung als auch auf das Volumen der interstitiellen Flüssigkeit nicht so sehr von der Form der Druckwelle als vor allem von der Druckhöhe abhängt (Knox et al. 1981). Weiter ist zu beachten, daß die Verdickung des Unterhautgewebes durch das Ödem, insbesondere die Fibrosierung, die Druckübertragung von der Oberfläche in die Tiefe um ein Vielfaches verringern kann (Abb. 6), wie Messungen mit der Dochtmethode zeigten (Bell, Pflug 1981).

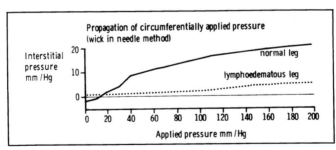

Abb. 6:
Propagation des auf die Oberfläche zirkumferent applizierten Drucks in der Subkutis. Normale Extremität: volle Linie (oben). Lymphödematöse Extremität: gestrichelte Linie (unten).

5. Beurteilung der Wirksamkeit intermittierender Kompression

In seinem 1972 veröffentlichten und jetzt häufig zitierten Buch über Effektivität und Effizienz in der Medizin weist Cochrane darauf hin, wie schwierig es ist – auch unter Heranziehung der modernen statistischen Methoden –, die Wirksamkeit einer Behandlung nachzuweisen.

Die Statistiker unterteilen Beobachtungen, die sie von uns zur Beurteilung bekommen, in data und non data informations. (Die Amerikaner sprechen von harten und weichen Fakten.) Die einen sind meßbare, quantifizierbare Beobachtungen, die anderen intuitiv gezogene Schlußfolgerungen bzw. Beobachtungen, die schlecht oder überhaupt nicht meßbar sind.

Unsere Erkenntnisse über die Ätiopathogenese, Diagnostik und Therapie des chronischen, venösen und lymphatischen Ödems gehören leider in die zweite Kategorie. Pathologische Veränderungen und therapeutische Beeinflussung sind größtenteils nur qualitativ erfaßbar. Deswegen ist die rein deskriptive Beurteilung des Therapieeffekts, wie wesentliche, leichte und keine Besserung, eine auch für ein spezialisiertes Zentrum akzeptable Lösung. Im Hinblick auf diese Tatsachen muß man sich damit abfinden, daß es immer sehr schwierig und unter gewissen Umständen sogar unmöglich ist, den objektiven Wert einer bestimmten therapeutischen Methode zu bestimmen.

Ich habe dieses Dilemma mit Hilfe der in Abbildung 7 dargestellten Verlaufkurve zu lösen versucht, die vor allem der Chronizität und durch den natürlichen Verlauf auftretenden Schwankungen des Ödems Rechnung trägt. Wenn die eingesetzte Therapiemaßnahme eine anhaltende Besserung des bisherigen Verlaufs herbeigeführt hat, wurde sie als klinisch wirksam bezeichnet. Auch die intermittierende Kompression mit dem Hydroven M- und S-Gerät (Abb. 8 und 9) wurde nach diesen Kriterien bewertet. Sie wurde fast ausschließlich als zusätzliche Maßnahme zu den elastischen Strümpfen in Ansatz gebracht.

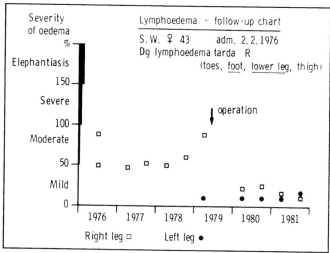

Abb. 7:
Verlaufskurve zur Registrierung des Langzeiteffekts der angewandten Therapie beim chronischen Lymphödem des Beins.

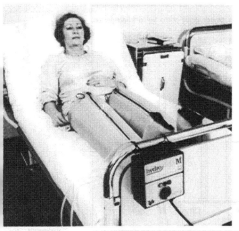
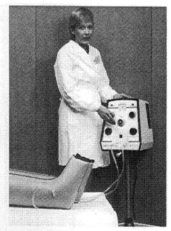

Abb. 8 und 9:
Das Hydroven M- und S-System zur Initial- und Erhaltungstherapie des chronischen Ödems.

Ihren relativen Stellenwert in der Palette der Therapiemöglichkeiten bei den verschiedenen Formen des chronischen Ödems zeigt Abbildung 10.

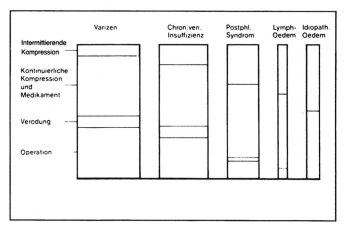

Abb. 10:
Approximative Erfassung des Stellenwerts der intermittierenden Kompression im Verhältnis zu anderen Behandlungsmaßnahmen des chronischen Beinödems.

Die quantitative Erfassung des Effekts der intermittierenden Kompression mit dem Hydroven M-Gerät nahm ich beim Lymphödem vor. Die Resultate sind in Abbildung 11 zusammengefaßt. Die intermittierende Kompression wurde mit wenigen Ausnahmen als zusätzliche Kompression zur kontinuierlichen Kompression (Strumpf, Druckverband) appliziert. Je nach Schweregrad des Ödems trat in etwa einem bis zwei Drittel des Patientenguts eine Reduktion des Ödems bis zu 70% ein.

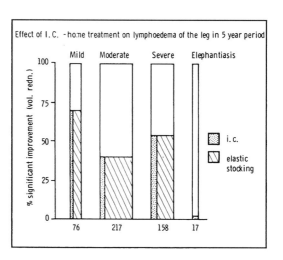

Abb. 11:
Effekt des zusätzlichen Ansatzes der intermittierenden Kompression bei verschiedenen Formen des Lymphödems des Beins in einer Zeitspanne von 5 Jahren.
(Gestrichelt: elastischer Strumpf. Punktiert: intermittierende Kompression. Gesamtfläche der Felder: Verhältnis der Applikationsdauer beider Kompressionsarten zueinander während eines Tages. Reduktion des Ödems: in % (0 = Zustand vor der Behandlung).

Zusammenfassung:

1. Das chronische Extremitätenödem ist ein unspezifisches Symptom vieler Erkrankungen, das seit jeher durch eine sinnvolle Kombination mehrerer Maßnahmen behandelt wird. Die intermittierende Kompression nimmt seit beinahe 150 Jahren einen wichtigen Platz unter diesen Maßnahmen ein.
2. Der vielseitige und allgemein akzeptierte Effekt der intermittierenden Kompression bei der Behandlung des chronischen Ödems ist eng an die Applikationsdauer dieser Methode gebunden.
3. Der Stellenwert dieses Verfahrens ist in den letzten 15 Jahren beträchtlich gestiegen. Nicht so sehr wegen der Einführung der neuen Modalitäten der Druckanwendung, sondern vor allem durch die Bereitstellung von Heimgeräten, mit denen individuell eine optimale und ausreichend lange Anwendung möglich ist.

Literatur

Bell, S. N., und Pflug, J. J.: Tissue Pressure Changes in the Epifascial Compartment of the Bandaged Leg. Vasa, 10, 199 (1981).
Cochrane, A. L.: Effectiveness and Efficiency. The Nuffield Provincial Hospitals Trust. London 1972.
Hamann, A., Haschke, W., Krug, H., Leutert, G., Lindemann, M., Zett, L.: Massage in Bild und Wort. Volk und Gesundheit, VEB Verlag. Berlin 1980.
Knox, P., Hadjis, N., Pflug, J. J.: The effect of intermittent compression on the composition of lymph in experimental lymphoedema. 8th International Congress of Lymphology, Montreal/Canada. September 20–25, 1981.
Zweifach, B. W., Silberberg, A.: The Interstistial Lymphatic Flow System. International Review of Physiology, Vol. 18, 215 (1979).

Diskussionsbemerkung zur klinischen Wirkung der intermittierenden Kompression

R. Schmitz
Arzt für Hautkrankheiten
Vogelsangstraße 4
7300 Esslingen a. N.

Die Venen sind sehr stark dehnbar. Was von einem kalkulierbaren, arteriellen Einstrom im nicht kalkulierbaren Venenbassin versackt, weiß man nicht. Jede Kompressionsbehandlung, auch die intermittierende Kompression, ändert das. Sie engt die Venen nicht nur ein, sondern hebt vorübergehend auch ihre Dehnbarkeit vollständig auf. Dadurch entsteht unter dem Einfluß der Kompression zwischen Arterie und Vene ein System kommunizierender Röhren. In diesem System werden als Vis a tergo der arterielle Restdruck, als Vis a fronte das Zwerchfell für den Transport des Venenblutes eine ungleich größere Rolle spielen als am nicht komprimierten Bein.

Wenn diese Überlegung stimmt, dann wird man mit der intermittierenden Kompression weniger die Funktion der Muskelpumpe unterstützen, als der Muskelpumpe eine Hilfe geben, weil der Blutumlauf sich verbessern muß, auch wenn Gelenke und Muskeln überhaupt nicht bewegt werden. Daß das auch für jede Art des phlebologischen Kompressionsverbandes zutreffen muß, wird hier nicht weiter erörtert.

Stimmt die Überlegung, dann wird
1. eine gekammerte Druckmanschette für phlebologische Zwecke gegenüber der nicht gekammerten keine auffälligen Vorteile haben,

2. man bei der intermittierenden Kompression den Effekt wahrscheinlich sehr verbessern können, wenn die an sich in der Manschette stilliegenden Pumpen von Wadenmuskulatur und Fußgelenk zur Mitarbeit angeregt werden. Das könnte leicht dadurch geschehen, daß man in der Ristgegend des pneumatischen Stiefels eine straffe Feder einarbeitet. Wird aus dem Stiefel die Luft abgelassen, dann streckt die Feder den Fuß nach vorn. Füllt sich der Stiefel, dann wird der Fuß gegen die Federkraft aufgerichtet.

3. Der Patient muß während der intermittierenden Kompression liegen und darf nicht in der Hüfte abknicken. Wird er nunmehr mit der zu behandelnden Extremität auch noch über die Horizontale hochgelagert, dann wird im System der kommunizierenden Röhren die unter dem hohen Druck von Herz und Schlagadern stehende Zufuhr bergauf, der venöse Abstrom aber bergab erfolgen. Die Bedingungen für die Entstauung werden damit weiter verbessert werden.

4. Sicherlich wirkt die intermittierende Kompression auch unmittelbar auf das Ödem. Sie erhöht den Gewebsdruck. Da es auf die Differenz zwischen Gewebsdruck und Druck im gestauten Gefäß ankommt, wird eine bestmögliche Entstauung der Gefäße zur bestmöglichen Entleerung des Ödems beitragen.

Zusammengefaßt: Kompressionsverband oder intermittierende Kompression einer Extremität machen die Venenkapazität kalkulierbar, indem sie die Dehnbarkeit der Venen aufheben. Damit entsteht ein System kommunizierender Röhren, zusammengesetzt aus Arterie und Vene. Dieses System folgt den Regeln der Physik insoweit, als arterieller Restdruck und Sog vom Zwerchfell jetzt viel mehr zum Blutumlauf, zum Rücklauf in den Venen beitragen können, als das am nicht komprimierten Bein der Fall sein kann, wo das Blut unkontrolliert in überdehnte Venenbassins versacken kann. Es entsteht ein Ruhekreislauf auf denkbar höchstem Niveau als Plattform für eine nunmehr auch ungleich effizientere Arbeitsmöglichkeit von Muskel- und Gelenkpumpen.

Diskussionsbeitrag:
Apparative intermittierende Kompressionstherapie bei Kranken mit arterieller Verschlußkrankheit

N. Klüken
Angiologische Abteilung des
Universitätsklinikums Essen
Hufelandstraße 55
4300 Essen 1

Ich möchte über Untersuchungen berichten, die sich mit der Wirkung der apparativen intermittierenden Kompressionstherapie bei Kranken mit arterieller Verschlußkrankheit befassen. Die Anwendungsmöglichkeit wird hinsichtlich der Effektivität zur Zeit noch kontrovers diskutiert. Diese Gegensätzlichkeiten sind wohl durch die Art der Anwendung gegeben. Bei venösen und lymphangischen Krankheiten wird die Zirkulation in den Niederdrucksystemen durch etwa gleichlange Druck- und Entlastungsphasen bei relativ niedrigen Kompressionswerten gefördert.

Im Hochdrucksystem liegen andere Gegebenheiten vor. Ratschow sprach im Rahmen eines solchen Therapieprinzips von „intermittierenden arteriellen Blutsperren". Er schreibt: „Man benötigt Drucke, die 10−15 mm Hg über dem systolischen Maximaldruck liegen." In diesem Sinne wurde eine arterielle Sperre von 15 Minuten angewandt, was die Kranken als nicht angenehm empfanden.

Das Bier'sche Prinzip haben wir bei den heute vorliegenden einkammerigen Systemen zur apparativen intermittierenden Kompressionstherapie modifiziert, indem eine 30 Sekunden während Druckphase mit einer Kompression von 80 mmHg bei der Norm entsprechenden Riva-Rocci-Werten und eine Entstauung von 30 Sekunden angewandt wird. Hypertoniker werden dieser Behandlung erst zugeführt, wenn eine medikamentöse Normalisierung der Blutdruckwerte erreicht ist. Diese Modifikation wird von den Patienten als nicht unangenehm empfunden. Nach einem Behandlungszyklus in dieser Weise von einer Dauer von 20 Minuten geben die Patienten eine Besserung der Gehstrecke an. Dies haben wir zu objektivieren versucht.

Bei 30 Kranken mit arterieller Verschlußkrankheit vom Oberschenkeltyp IIb nach Fontaine (Gehstrecke auf dem Laufbandergometer unter 100 m) wurde folgender Untersuchungszyklus durchgeführt:

1. Erfassung der Arbeitsleistung vor und nach 30 Minuten Ruhe im Liegen.
2. Erfassung der Arbeitsleistung in gleicher Weise bei einer Behandlungsphase von 20 Minuten Dauer, jedoch mit einem zyklischen Kompressionsdruck von 20 mm Hg 30 Sekunden lang und einer ebenso langen Druckentlastungsphase.

3. Gleicher Gang der Behandlung analog der vorhergehenden, jedoch mit einem Kompressionsdruck von 80 mm Hg.

Die Erfassung der Arbeitsleistung erfolgte mit dem Ergomaten, einem Meßgerät, das ermöglicht, genau die Leistungsfähigkeit der Muskulatur der unteren Extremitäten festzustellen. Gegenüber anderen ergometrischen Geräten bietet der Ergomat den Vorteil, die Arbeitsleistung jeder Extremität getrennt zu erfassen. In der graphischen Darstellung mit einem Zwei-Kanalschreiber ist die geleistete Arbeit der Kurvenamplitude direkt proportional. Subjektive Faktoren bei der Auswertung können somit ausgeschaltet werden.

Die bei diesen Untersuchungen erzielten Ergebnisse ergaben, daß weder 30 Minuten langes Liegen, noch eine intermittierende Kompression mit einem sehr geringen Arbeitsdruck von 20 mm Hg einen nennenswerten Einfluß auf die Muskelleistung und damit auf die arterielle Zirkulation hat, wohl aber die intermittierende Kompressionstherapie mit einem Arbeitsdruck von 80 mm Hg während eines Zeitraumes von 20 Minuten. Damit findet in diesen Untersuchungen eine subjektive Angabe der Patienten, daß sie nach der Behandlung eine längere Gehstrecke haben, ihre Bestätigung.

Die somit nachgewiesene Effektivität der intermittierenden Kompressionstherapie bei der arteriellen Verschlußkrankheit mit einem entsprechenden Arbeitsdruck stellt die Frage nach dem Wirkungsmechanismus.

Dabei ist wahrscheinlich, daß analog der Hyperämiereaktion bei der Bier'schen Stauung ein entsprechend milderer Effekt eintritt. Die Modifikation dieser Behandlung gegenüber der arteriellen Sperre ist eine dem Patienten durchaus zumutbare Behandlung, die sich in diesen Untersuchungen gleichzeitig als effektiv erwiesen hat.

Diskussion im Plenum

Bolliger
Zu welchem Prozentsatz sind die sogenannten Gelenkpumpen, die Braunsche Pumpe, die Knaursche Pumpe und die Sprunggelenkpumpe beteiligt? Das ist im Einzelfall kaum genau zu bestimmen. Wir hatten die Gelegenheit, an einem Paraplegiker, der praktisch keine Wadenmuskulatur mehr besitzt, Messungen der Fließgeschwindigkeit vorzunehmen. Wir konnten sehen, daß die Sprunggelenkpumpe eindeutig funktioniert, fast wie eine Wasserpumpe. Trotzdem besteht in Paraplegiker-Zentren eine sehr hohe Thrombosehäufigkeit. Sehr viele Patienten sterben an Lungenembolien. Es ist sehr wichtig, daß man hier eine intensive Prophylaxe betreibt. Man kann das auch mit der intermittierenden pneumatischen Kompression machen.

Partsch
Man muß Herrn Wuppermann zu diesen neuen Untersuchungen herzlich gratulieren. Wir haben vor mehreren Jahren bereits das intravaskuläre Blutvolumen untersucht, damals noch mit chrommarkierten Erythrozyten. Wir sind zu den gleichen Ergebnissen gelangt, die insofern bemerkenswert sind, als wir auch herausfanden, daß sich das größte Blutvolumen beim Sitzen in der Wade befand und nicht im Stehen, obwohl im Stehen ein höherer hydrostatischer Druck vorhanden wäre. Aber offenbar wird durch das aktive Anspannen der Muskulatur, so haben wir das erklärt, eine noch größere Blutfülle im Stehen vermieden. Wir führten damals auch segmentale Messungen durch, bei denen wir eine Blutvolumenzunahme durch Aufrichten aus der liegenden Position feststellten, und zwar genau im Wadenbereich, wo Herr Wuppermann gemessen hat.

Klüken
Beim Versuch zu erklären, warum das intravaskuläre Blutvolumen im Sitzen noch größer als im Stehen ist, sollte neben dem Spannungszustand der Muskulatur auch die Erschwerung des venösen Rückflusses durch die Abwinkelung der Gefäße (Venen- und Lymphgefäße) in der Kniekehle beim Sitzen berücksichtigt werden.

Wuppermann
Wir haben uns nach der Arbeit von Herrn Partsch gerichtet und deswegen mit unserem Detektor — als wir nur einen hatten — an der Wade gemessen und können seine Untersuchungen für das intravasale Volumen bestätigen. Wir arbeiten jetzt mit zwei Detektoren und vermuten, daß die Ödemveränderung im Extravasalraum, die in der Wade nicht so deutlich war, am Fußrücken oder in der Kulisse sicher erheblich größer sein wird.

Bolliger
Herr Santler stellte anhand von histologischen Bildern fest, daß Kapillaren aus der Tiefe senkrecht an die Oberfläche und wieder zurückführen. Sind diese Kapillaren mit den beschriebenen roten Punkten identisch?

Bollinger
Wir haben für diese Untersuchung vor allem ganz kleine Atrophie blanche-Felder gewählt. Diese Punkte sind tatsächlich von unten einsprießende große Kapillaren. Ich habe den Eindruck, daß möglicherweise Kapillaren in dieses fibrotische Gebiet einsprießen können. In einzelnen Fällen ist die Atrophie blanche m. E. reversibel. Das könnte durch Einsprießen der Kapillaren ermöglicht werden. Es wäre von Interesse zu sehen, was nach einer gezielten Verödung von insuffizienten V. perforantes in der Nähe dieser Atrophie blanche-Felder geschehen würde, ob dort nicht neue Kapillaren einsprießen könnten.

Schneider
Ich kenne die Untersuchung von Santler. Er hat diese Kapillaren als knäuelförmige Gebilde beschrieben. Sie haben ja auch diese Knäuel gezeigt, aus denen die Diffusion erfolgt. Ich glaube, das ist in den histologischen und in Ihren Befunden identisch.

Bollinger
Ich glaube, daß in einzelnen Fällen die Atrophie blanche reversibel ist. Das könnte durch dieses Einsprießen der Kapillaren ermöglicht werden.

Klüken
Gehen die Lymphkapillaren zugrunde?

Bollinger
Ja, sie sind häufig obliteriert. Die schöne Netzstruktur ist partiell durch Obliterationen zerstört.

Klüken
Zerstört oder nicht darstellbar? Ich frage aus folgendem Grund: Früher galt bei der progressiven Sklerodermie, bei Untersuchungen am Nagelfalz, daß die Kapillaren zugrunde gehen. Nun hat einmal einer meiner Mitarbeiter bei solchen Patienten eine Stauung mit 35 mm Hg und mit 70 mm Hg am Oberarm erzeugt. Er konnte nachweisen, daß plötzlich die Kapillaren wieder teilweise zum Vorschein kamen.

Bollinger
Wir haben uns diese Frage auch gestellt. Beim Gesunden können wir durch Druck mit einem Glasspatel den Farbstoff tatsächlich im Lymphkapillarnetz bewegen. Bei Patienten mit schwerer chronisch-venöser Insuffizienz, mit kommaartigen Okklusionen, dagegen nicht. Es muß sich um echte Obliterationen handeln.

Bolliger
Wie erklären Sie sich die Verbesserung der arteriellen Zirkulation? Wir wissen schon lange, daß zum Beispiel mit dem Vaskulator, Synkator nach Fuchs, dem Konstriktor und anderen Apparaten eine Verlängerung der schmerzfreien Gehstrecke, die eindeutig nachweisbar ist, erreichbar ist. Aber die Erklärung ist mir nicht ganz klar. Ich habe geglaubt, das sei wahrscheinlich nicht durch die reaktive Hyperämie, sondern durch eine Zunahme der Kollateralisation zu erzielen.

Partsch
Was ich gezeigt habe, war ein akuter Versuch und nur ein Beispiel für mehrere. Ich möchte klarstellen, daß wir diese Methode nur dann für sinnvoll halten, wenn zusätzlich massive Ödeme vorhanden sind. Wir würden die intermittierende Kompression nicht zur Behandlung der arteriellen Verschlußkrankheiten propagieren. Es handelte sich um Patienten mit arterieller Verschlußkrankheit im Stadium 2 bis 3 mit Ruheschmerzen und massiven Ödemen. Hier scheint es so zu sein, daß das Ödem den Gewebsdruck erhöht und daß ein erhöhter Gewebsdruck von außen her die kapillare Nutrition behindert. Man kann sich vorstellen, daß durch eine Beseitigung dieses Ödems tatsächlich eine verbesserte Zirkulation im Mikrobereich stattfindet. Wir haben versucht, das darzustellen, einmal durch die Photoplethysmographie, bei der wir als groben Parameter die Pulsamplitudenhöhe heranzogen, und zum anderen durch eine transkutane Sauerstoffpartialdruckmessung, bei der wir zeigen konnten, daß mit milden Drücken tatsächlich à la longue ein Anstieg des transkutanen Sauerstoffpartialdrucks erreicht wird. Das geschah im akuten Versuch – also nicht durch Neueinsprießen von Kollateralen.

Klüken
Eine Indikation zur apparativen intermittierenden Kompressionstherapie sehen wir in den Stadien IIa und IIb und halten es für wichtig, daß der Behandlungsmodus nicht so durchgeführt wird wie bei Venen- und Lymphgefäßen.

Entsprechend der Konzeption von Ratschow, der „intermittierenden arteriellen Blutsperre" als Therapieprinzip, muß die apparative intermittierende Kompressionsbehandlung modifiziert werden, d. h. es müssen hohe Anfangsdrücke angewendet werden, um diesem Prinzip Rechnung zu tragen.

Bei den zur Verfügung stehenden Geräten ist es allerdings nicht möglich, diese Behandlung so durchzuführen, wie wir sie mit Ratschow in den 40er Jahren anwendeten. Damals übten wir einen Druck, der 10–15 mm Hg über dem systolischen systemischen lag, 3 Minuten lang aus und riefen damit kurzfristig eine echte intermittierende arterielle Sperre hervor.

Bei den Geräten Hydroven oder Jobst gelingt es aber, innerhalb von 30 Sekunden einen Druck von 80 mm Hg anzuwenden. Die Entlastung erfolgt ebenfalls 30 Sekunden lang. Diesen Behandlungszyklus führen wir jeweils 30 Minuten lang durch und erreichen damit eine Verbesserung der Gehstrecke bei diesen Kranken.

Diese Art der Behandlung kann *nicht* im Stadium III, IVa oder IVb wegen des Dauerschmerzes durchgeführt werden. In den zuletzt genannten Stadien handelt es sich bekanntlich um ein lyphostatisches Ödem. Zur Linderung des Dauerschmerzes läßt der Patient die Beine bei Tag und vor allem bei Nacht herabhängen. So entstehen die Ödeme. Versetzt man den Patienten in einen schmerzfreien Zustand, etwa durch Schlaftherapie, verschwinden diese Ödeme ohne jede weitere Behandlung innerhalb von wenigen Tagen.

Schneider

Es ist sehr verdienstvoll von Herrn Pflug gewesen, daß er uns noch einmal gezeigt hat, daß das Ödem nicht so ohne weiteres in den interstitiellen Raum hineinfließt. Deshalb verwende ich die Formulierung, daß das Wasser von der Grundsubstanz gebunden wird und daß die Art dieser Bindung verschiedene Dimensionen annehmen kann. Wir haben auf der einen Seite eine Affinität der Grundsubstanz zum Wasser, beispielsweise beim Myxödem. Das Wasser ist so fest gebunden, daß wir nicht einmal eine Delle drücken können. Wir haben andererseits beim Lichen sclerosus et athrophicus, also bei einer Dermatose, eine so geringe Wasserbindung, daß wir vom tropfenden Ödem sprechen, d. h., wenn man einmal über die Haut streicht und es geht nur ein kleines Schüppchen ab, dann fängt das Ödem an zu tropfen. Die Art der therapeutischen Beeinflussung wird durch die Affinität des Wassers zur Grundsubstanz oder umgekehrt vorgegeben.

Köhler

Herr Partsch spezifizierte, daß nach der Behandlung eine Volumenverschiebung von 370 ml in den thorakalen Raum stattfand. Wie geht man in der Praxis vor, wenn man einen multimorbiden Patienten mit latenter Herzinsuffizienz hat? Reduziert man den Druck oder verzichtet man auf die Therapie?

Eine weitere Frage an Herrn Pflug. Ich habe ihn so verstanden, daß das Interstitium den von außen angewendeten Druck schlecht überträgt. Wie ist es beim Lymphödem – wird dann ein sehr hoher Druck gewählt? Ferner, tritt bei der intermittierenden Kompression nur eine intravaskuläre Volumenverschiebung ein oder ist es eine echte Ödemauspressung? Sinkt der Hämatokritwert bei den Patienten oder nicht?

Partsch

Es wird vorwiegend Wasser aus dem Bein ausgepreßt, und es fließt sofort nach, wenn man die Extremität nicht weiter komprimiert. Wir haben gleichzeitig das Volumen und den Eiweißgehalt der Extremität gemessen. Es wird überproportional mehr Wasser als Eiweiß mobilisiert.

Auch der Lymphtransport wird gefördert, aber es wird mehr Wasser abtransportiert, so daß es zu einem Anstieg der spezifischen Eiweißaktivität kommt. Es resultiert eine Erhöhung des onkotischen Drucks. Das ist mit ein Grund, weswegen wir anschließend an eine intermittierende Kompression unbedingt eine Dauerkompression benötigen. Aufgrund des erhöhten onkotischen Gewebsdrucks würde es sofort zu einem Nachströmen von Wasser ins Gewebe kommen.

Pflug
Zur Frage der Übertragung des Drucks im geschwollenen Gewebe zeigte die Kurve den Vergleich zwischen der fast normalen rechten Extremität und der lymphödematösen linken. Der Unterschied lag bei etwa 80%. Also 80% des angewandten Drucks wird in der normalen Extremität und nur 20% bei fibrosierten lymphödematösen Veränderungen übertragen.

Die Experten streiten, ob es sich um einen interstitiellen osmotischen Druck oder eine Resistenz handelt. Aber das ist für die praktischen Belange nicht so wichtig. Die Arbeiten über diese Methode sind sehr zahlreich, der Stellenwert der Meßmethode ist etabliert. Man muß davon ausgehen – die Praxis besonders des van der Molenschen Verfahren bestätigt das –, daß wir eher mit zu niedrigen Drücken arbeiten als mit zu hohen. Man muß individuell vorgehen und kann aufgrund der klinischen Untersuchung oder der Eindrückbarkeit des Ödems schlecht eine Voraussage treffen.

Die grundlegende Frage ist, ob wir nur die Flüssigkeit – ich spreche jetzt vom Lymphödem – ohne das angestaute Protein entfernen oder mit dem Protein. Zu dieser Frage wird sich Herr Knox äußern. Nach unseren Messungen besteht der Vorteil der intermittierenden Kompression darin, daß auch die Ausschwemmung des Proteins gefördert wird.

Klüken
Sie hatten die Heimbehandlung in den Vordergrund gestellt.

Pflug
Die Gewährung einer Heimbehandlung hängt vom Versicherungssystem ab. Ich habe in der Swollen Leg Clinic am Hammersmith Hospital, die zu 60% aus Lymphödem-Patienten besteht, beeindruckende Ergebnisse erzielen können. Die Methoden, die diese Wende einleiteten, waren die van der Molensche, die als Vorbehandlung im Krankenhaus gilt, und die kleine Pumpe, die heute für die Dauerbehandlung verordnet wird. Die Zahl derjenigen, die von der konservativen Therapie profitieren, hat sich deutlich vergrößert.

Klüken
Vielleicht ist es so, daß in England die Patienten kooperativer sind als beispielsweise bei uns.

Pflug
Das glaube ich nicht. Ein Teil der Wirkung liegt schon in der Bereitstellung der Handhabung. Wenn Sie sie dem Patienten umsonst zur Verfügung stellen können, dann akzeptiert er das.

Klüken
Bei uns kommt es häufig vor, daß die Langzeit-Kompressionsstrumpftherapie vor allem von jüngeren Damen nicht mehr angewandt wird. Erst wenn sich Ödeme einstellen, aber nur dann, benutzen sie wieder einmal das Heimgerät und behandeln eine oder eineinhalb Stunden, bis das nächste Ödem kommt. In der Zwischenzeit wird therapeutisch nichts getan. Ob eine solche Therapie den pathophysiologischen Gegebenheiten der chronisch-venösen Insuffizienz gerecht wird, möchte ich in Frage stellen. Außerdem ist folgendes zu bedenken: Ein plötzlich neu auftretendes Ödem kann auch einmal bei einer subfaszialen chronisch-venösen Insuffizienz nicht durch alte, sondern durch neue Verschlüsse bedingt sein. Ein akuter thrombotischer Verschluß tiefer Venen stellt nach unserer Meinung eine Kontraindikation zur apparativen intermittierenden Kompressionstherapie dar. Aus diesem Grund fordern wir, daß diese Therapie unter ständiger ärztlicher Überwachung durchgeführt wird.

Pflug
Ich gehe davon aus, daß die Kombination kontinuierlich/intermittierend per Saldo bessere Resultate ergibt als nur eine Methode.

Brunner
Das ist der Vorteil dieser Heimbehandlung. Die Patienten behandeln sich nur, wenn sie Schwellungen haben. Das Bewußtsein der Patientin, daß ihr ein Instrument zur Verfügung steht, ist doch in unserer Gesamtbehandlung ein sehr großer Fortschritt.

Klüken
Wenn beispielsweise eine chronisch-venöse Insuffizienz vorliegt, wollen Sie dann auf die Langzeit-Kompressionsstrumpftherapie verzichten? Ich keineswegs! Die apparative intermittierende Kompressionstherapie betrachte ich dabei als eine wertvolle, aber zusätzliche therapeutische Maßnahme.

Brunner
Sie sprechen jetzt wahrscheinlich von den dauernd zu behandelnden schweren Fällen. Wir kennen doch Lymphödeme mittleren Grades, von Herrn Pflug als Stadium 1 und 2 bezeichnet, die reversibel sind. Wir kennen Abhängigkeiten von der Saison und vom Menstruationszyklus. Viele Patientinnen benötigen die Kompression nicht jeden Tag, aber in Sondersituationen ihres Stoffwechsels und der Jahreszeit.

Ott
Wir haben die intermittierende Kompressionsbehandlung zunächst manuell als Lymphdrainagen-Massage in vielen Jahren mit großem Erfolg beim Sudeckschen Syndrom angewendet.

Wir gehen zunehmend, vor allem in den späteren Phasen dazu über, die kostenaufwendige manuelle Methode durch die apparative intermittierende zu ergänzen. Mich würde interessieren, wie dieses immer noch nebulöse Krankheitsbild und der Therapieerfolg dabei, der außer Zweifel steht, von Herrn Pflug gesehen wird.

Pflug
Die Erfahrungen liegen noch nicht vor, aber ich war von den Resultaten, die Herr Melrose in der Behandlung subakuter und akuter Entzündungen bei Arthritis rheumatica erzielte, beeindruckt. Schwellungszustände nach Gelenkoperationen u. ä. bestehen lange. Da kommt es bestimmt zu erheblichen metabolischen Veränderungen, die aber leider noch nicht erforscht sind.

III. Thromboembolie-Prophylaxe

Moderation: W. Schneider

Fließgeschwindigkeitsmessung in der Vena saphena und der Vena femoralis mit und ohne Kompressionsverbände

A. A. Bolliger
Felsenrainstraße 14
CH 8052 Zürich-Seebach

Die Apparatur, die wir zur Strömungsgeschwindigkeitsmessung im Venensystem verwendeten, wurde vom Institut für Hochfrequenztechnik der Eidgenössischen Technischen Hochschule (Prof. F. E. Borgnis) entwickelt. Das Meßprinzip macht Gebrauch von Ultraschallwellen. Eine in das Gefäß eingebrachte Kathetersonde schickt zwei sinusförmige, zeitlich begrenzte Ultraschallwellenzüge gleichzeitig stromaufwärts und stromabwärts durch das fließende Blut.

Stellen wir uns zwei scheibenförmige Ultraschallwandler (Durchmesser ca. 1,4 mm, Dicke ca. 0,3 mm) vor, die die Endfläche eines dünnen Zylinders bilden, dessen Achse ungefähr parallel zur Strömungsrichtung liegt. Die beiden Ultraschallwandler senden in kurzen Abständen sinusförmige Ultraschallimpulse aus. Nach dem Durchlaufen der Bahn werden die beiden ausgesandten Impulse von den entgegengesetzten Wandlern empfangen und verstärkt.

(Abb. 1) Wenn das Medium zwischen den beiden Wandlern ruht, sind die beiden Laufzeiten der Impulse gleich groß. Sobald das Medium strömt, werden die beiden Laufzeiten um so verschiedener sein, je größer die Strömungsgeschwindigkeit ist. Die beiden Impulse treffen also phasenverschoben bei den Empfangswandlern ein. Die Phasendifferenz läßt sich durch einen Phasendiskriminator sehr genau messen. Daraus kann man direkt die Strömungsgeschwindigkeit messen.

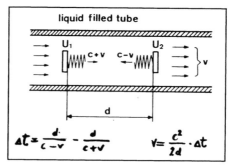

Abb. 1:
Strömungsgeschwindigkeitsmessung im Venensystem. Zwei Ultraschallwandler senden in kurzen Abständen sinusförmige Ultraschallimpulse aus. Nach Durchlaufen der Bahn werden die beiden ausgesandten Impulse von den entgegengesetzten Wandlern empfangen und verstärkt.

Meßresultate

1. Strömungsgeschwindigkeitsverhalten in der V. femoralis communis während der Narkose (Abb. 2; Kurve von Prof. Leo Schlicht, Mannheim).

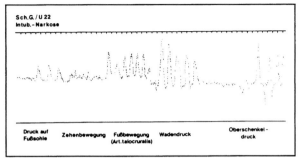

Abb. 2:
Strömungsgeschwindigkeitsverhalten. Besonders die passive (Narkose!) Fußbewegung (Sprunggelenkpumpe) ergibt erhebliche Geschwindigkeitsspitzen.

2. Strömungsgeschwindigkeiten in der V. saphena magna (Abb. 3a — 3d). Wir sehen aus den Kurven, daß die Dorsal- und Plantarflexion des Fußes eine erhebliche Zunahme der Fließgeschwindigkeit des venösen Bluts in der unteren Extremität zur Folge hat. Verbände mit definierter Kompression erhöhen diese Geschwindigkeit.

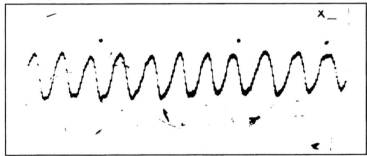

Abb. 3a: Aktive Bewegung des Sprunggelenks.

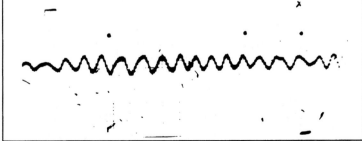

Abb. 3b: Passive Bewegung des Sprunggelenks.

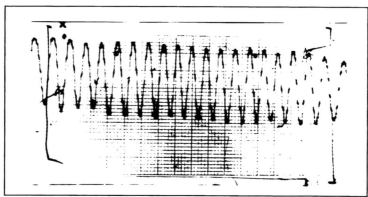

Abb. 3c: Aktive Fußbewegung mit Unterschenkelverband.

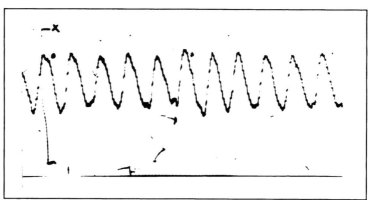

Abb. 3d: Passive Fußbewegung mit Unterschenkelverband.

Von besonderer Bedeutung ist die Tatsache, daß der Mechanismus der Sprunggelenkpumpe auch passiv in Gang gesetzt werden kann.

Wir haben deshalb zusammen mit Prof. F. E. Borgnis (Institut für Hochfrequenztechnik ETH, Zürich) eine sog. Fuß-Schaufel entwickelt, welche die Dorsal- und Plantarflexion des Fußes passiv bewirkt (Abb. 4). Wir glauben, daß damit eine effiziente mechanische Thromboseprophylaxe betrieben werden kann.

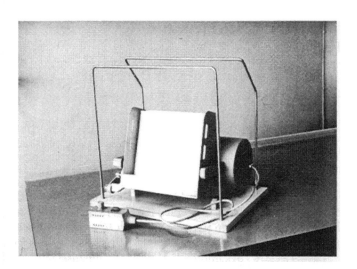

Abb. 4: Fuß-Schaufel (Pedomobil) erlaubt Spaziergang im Bett.

Überblick über die gebräuchlichen Methoden der Thrombose-Prophylaxe

A. A. Bolliger
Felsenrainstraße 14
CH 8052 Zürich-Seebach

Die medikamentöse Thrombose-Prophylaxe mit Heparin, Antikoagulantien und Dextran ist durch verschiedene multizentrische Studien (Gruber) erwiesen und hat sich auch allgemein durchgesetzt. Trotzdem treten noch bis zu 10% Thrombosen (Maurer) unter dieser alleinigen Prophylaxe auf. Es drängt sich deshalb auf, auch noch andere, die Stase (nach Virchow) bekämpfende Methoden einmzusetzen, die wir als „mechanische Thrombose-Prophylaxe" subsummieren. Die Methoden der mechanischen Thrombose-Prophylaxe können alle die relative Ungefährlichkeit für sich beanspruchen. Sie beruhen alle darauf, die venöse Strömungsgeschwindigkeit im Bein- und Beckenbereich zu erhöhen – immer unter der Voraussetzung, daß man an die Virchowsche Trias glaubt. Verantwortungslos scheint mir aber die Einstellung, durch die bewiesene Wirksamkeit der medikamentösen Prophylaxe alle anderen Maßnahmen als Plazebo abzutun.

Wir unterscheiden folgende Maßnahmen zur mechanischen Thrombose-Prophylaxe:

1. Lagerung
Wenn ein Patient im Bett liegt, so muß das venöse Blut aus der unteren Extremität den sog. „Femoralisberg" (Mühe) überwinden. Durch die Hochlagerung der Beine mit leicht abgewinkelten Knien wird der Rückfluß meßbar erhöht, z. T. auch durch Verringerung des Venenquerschnitts (s. a. Diskussionsbeitrag Roberts in der Abschlußdiskussion: „Der venöse Rückstrom wird durch Hochlagerung der Beine um 5 Grad maximal gesteigert. Die Strömungsgeschwindigkeit erhöht sich um 20%").

2. Antithrombose-Strümpfe
Strümpfe mit graduierter Kompression (beim liegenden Patienten sind die erforderlichen Drücke 10–20 mm Hg, beim stehenden Patienten 25–45 mm Hg) erhöhen ebenfalls die Rückstromgeschwindigkeit in den Venen durch Verengung des Gesamtquerschnitts und Wirkungsverbesserung der Muskelpumpe.

3. Sofort- und Frühaufstehen
Der Frischoperierte ist oft durch Schmerzen nicht in der Lage, richtig zu gehen, so daß diese Methode meist eher ein Plazebo darstellt.

4. Betätigung der „Gelenkpumpen"
(Braunsche Saugpumpe unter dem Leistenband, Knaursches „Saugherz" in der Kniekehle, Sprunggelenkpumpe nach Staubesand und Bolliger, Pumpwirkung der Zehengelenke.)

Diese Bewegungen werden am liegenden Patienten passiv oder aktiv unter Kontrolle durchgeführt und erhöhen die venöse Strömungsgeschwindigkeit um ein Mehrfaches.

5. Intermittierende pneumatische Unterschenkelkompression
Melrose hat die Wirkung in einer Vergleichsstudie belegen können, wobei neben der Erhöhung der Strömungsgeschwindigkeit auch eine erhöhte fibrinolytische Aktivität des Bluts nachgewiesen werden konnte. Diese Beobachtung weist auf eine weitere mögliche Wirkungsart der intermittierenden Kompression hin.

6. Elektrische Wadenstimulation
Die von Doran angegebene Methode bedient sich eines rechteckigen, galvanischen Reizstroms. Es geht im Prinzip darum, die Wadenmuskelpumpe in Gang zu halten.

Bei all diesen Methoden ist es äußerst wichtig und sinnvoll, sie schon vor und während der Operation einzusetzen. Wissen wir doch, daß ein großer Teil der Thrombosen intraoperativ entsteht. Hier ist wohl die größte Schwierigkeit für den Einsatz dieser Maßnahmen zu suchen, da sie sehr aufwendig sind. Es werden sich deshalb wohl nur einzelne Methoden allgemein durchsetzen können, die den geringsten Aufwand benötigen. Hierzu gehören die Verwendung des Antithrombose-Strumpfs, die aktive und passive Bewegung der Sprunggelenkpumpe, die intermittierende pneumatische Unterschenkelkompression sowie die einfachen auxiliären Methoden wie Bettgymnastik und Atemübungen.

Eine größere multizentrische Studie sollte belegen können, daß das schon gute Resultat der medikamentösen Thrombose-Prophylaxe durch die mechanischen Maßnahmen verbessert werden könnte.

Heutige Möglichkeiten der mechanischen Thromboseprophylaxe

E. Mühe
Chirurgische Klinik mit Poliklinik der
Universität Erlangen-Nürnberg
Maximilianplatz
8520 Erlangen

Alle physikalischen Maßnahmen zur Thromboseprophylaxe werden eingesetzt, um den in seiner normalen körperlichen Aktivität behinderten Patienten auf die gleiche und nebenwirkungsfreie Weise wie uns Gesunde vor Thrombose und Lungenembolie zu schützen (Abb. 1).

MECHANISCHE THROMBOSE - PROPHYLAXE

1. Lagerung
2. Sofort - und Frühaufstehen
3. Elektr. Wadenmuskelstimulation
4. Intermitt. pneumat. Kompression
5. Bettfahrrad
6. Kompressionsstrümpfe

Abb. 1

1. Die Lagerungsprophylaxe

Liegt ein Mensch im Bett auf dem Rücken, so muß das venöse Blut vom Knie bis zur Leiste den Femoralisberg überwinden. Zum Ausgleich wird die Hochlagerung beider Beine um 20 Grad empfohlen. Bei durchgedrückten Kniegelenken entstehen dabei jedoch starke Schmerzen in den Kniekehlen. Deshalb ist es besser, die Beine mit leicht gebeugten Knien zu lagern. Eine thromboseverhütende Wirkung der Lagerung ist wahrscheinlich, sie ist wissenschaftlich bisher jedoch nicht belegt worden (Abb. 2).

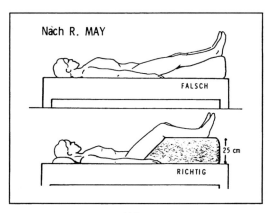

Abb. 2

2. Das Sofort- und Frühaufstehen
Sofortaufstehen bedeutet Umhergehen noch am Operationstag; Frühaufstehen am Tag nach der Operation.

Die venösen Strömungsgeschwindigkeiten beim Frühaufstehen sind im Bein nur um 20% und im Becken nur um 13% schneller als beim flachen Liegen.

Über den thromboseverhütenden Stellenwert des Frühaufstehens gibt es keine mit modernen Thrombosenachweismethoden durchgeführten Studien.

Entsprechend der klinischen Erfahrung ist Frühaufstehen für beinahe gehunfähige oder schwerkranke Patienten ohne Wert.

3. Die elektrische Wadenmuskelstimulation
Durch Reizung mit galvanischem Rechteckstrom kommt es zur Plantarflexion des Fußes. Damit gelingt es, die venöse Strömungsgeschwindigkeit während der Narkose auf der Höhe des Wertes vor Beginn der Anästhesie zu halten. Die elektrische Muskelstimulation ist schmerzhaft. Sie kann deshalb nur während der Dauer der Narkose eingesetzt werden.

Nur 3 von insgesamt 5 Publikationen sprechen für eine bescheidene Wirksamkeit der Methode in der Thromboseprophylaxe.

4. Zur intermittierenden pneumatischen Beinkompression
werden aufblasbare, flexible Kunststoffstiefel um beide Beine der Patienten gelegt. Ein Kompressionszyklus besteht aus einem Druckanstieg über 12 sec., bis zu einem Wert von 40–100 mm Hg und einem anschließenden Abfall auf 0, mit einer

Ruhezeit von 60 sec. zur Wiederauffüllung des Venensystems. Während einer pneumatischen Kompression kann sich die Strömungsgeschwindigkeit auf das 30fache des Ausgangswertes erhöhen. Die mittlere Strömungsgeschwindigkeit bleibt jedoch konstant.

Die Kompressionsstiefel reichen vom Fuß bis zum proximalen Oberschenkel, sie sind in 3 Kammern unterteilt. Der vorgegebene Druck wird zunächst in der distalen Kammer um den Knöchel aufgebaut. In der mittleren Kammer besteht ein Druckabfall um 20% und in der proximalen Kammer um 40%. Das Kniegelenk ist zur Erhaltung der Beweglichkeit ausgespart.

In einer eigenen Studie umfaßte die Dauer der Kompressionsprophylaxe die Zeit der Narkose und die 6 darauffolgenden Tage. Wir komprimierten 3mal täglich für 10 Zyklen im Abstand von je 6 Stunden. Der Thrombosenachweis erfolgte mit dem Radiofibrinogentest. Bei 23 Patienten einer Versuchsgruppe, die mit 100 Hg Kompressionsdruck behandelt wurde, betrug die postoperative Thrombosehäufigkeit 4,3%.

Bei einer gleich großen Kontrollgruppe mit 35 mm Hg Kompressionsdruck wurden dagegen 12,5% Thrombosen nachgewiesen. Eine dritte Gruppe erhielt 3 × 5000 E. Heparin. Deren postoperative Thrombosehäufigkeit betrug 15%.

Von allen 67 Patienten verstarb 1 Kranker. Er gehörte der Heparingruppe an. Laut Sektionsbericht war die Todesursache eine Lungenembolie (Abb. 3).

Therapie 0	n	Thrombosen n	%	Lungenembolie
35 mm Hg	24	3	12.5	0
100 mm Hg	23	1	4.3	0
Heparin 3 x 5000 E.s.c.	20	3	15.0	1

Abb. 3

Nach Literaturangaben beträgt die postoperative Thromboseinzidenz bei Anwendung der pneumatischen intermittierenden Kompression im Mittel 12,3%. Die Patienten der Kontrollgruppen hatten 20% Thrombosen (Abb. 4).

INTERMITTIERENDE KOMPRESSION

AUTOR	Patientengut	KOMPRESSION			KONTROLLE		
		Anzahl der Patienten	Thromben	%	Anzahl der Patienten	Thromben	%
SABRI (1961)	Chir.	39	2	5,1 %	39	11	28,2 %
HILLS (1972)	Chir.	50	6	12 %	50	15	30 %
	Chir.	20	1	5 %	20	8	40 %
ROBERTS (1974)	Chir.	94	6	6,3 %	104	27	26 %
LEE (1976)	Chir.,Orth.,Urol.	123	1	0,8 %	123	20	16 %
HARRIS (1976)	Orth.	8	3	37,5 %	10	4	40 %
		18	10	55,5 %	20	5	25 %
PEDEGANA (1977)	Orth.	44	0	0 %	56	6	17 %
COE (1978)	Urol.	29	2	7 %	28	6	21 %
					24	6	25 %
SKILLMANN (1978)	Neurol.	47	4	8,5 %	48	12	25 %
TURPI (1979)	Neurochir.	112	8	7,8 %	106	20	20,8 %
SALZMANN (1980)	Urol.	50	3	6 %			
		50	5	10 %			
NICOLAIDES (1980)	Chir.u. Urol.	166	37	22,3 %	170	20	11,8 %
	Chir.u. Urol.	166	37	22,3 %			
Gesamt		1016	125	12,3 %	798	160	20,0 %

Sammelstatistik : Die postoperative Thrombosehäufigkeit bei intermittierender Kompression ist im Durchschnitt mit 12 % wesentlich geringer, als in den Kontrollgruppen mit 20 %

Abb. 4

Das überlegene Ergebnis von 4% Thrombosen bei hohen Drücken um 100 mm Hg führen wir auf den thrombosenausmassierenden oder -ausmelkenden oder -auswalzenden Effekt der sehr starken, vom Knöchel bis zum Oberschenkel fortschreitenden Kompressionswelle zurück.

5. Zum Betätigen von Tretvorrichtungen

Die schnellsten venösen Strömungsgeschwindigkeiten erhält man dann, wenn man ein Tretkurbelgerät auf dem Rücken liegend, mit möglichst stark erhobenen Beinen so schnell wie möglich betätigt. Die mit unserem Gerät erzielten durchschnittlichen Geschwindigkeiten betrugen im Mittel aller Patienten 440% der Ruhelage (Abb. 5).

Venöse Strömungsgeschwindigkeiten in % zur flachen Rückenlage bei 400 Patienten			
	Bein %	Becken %	Bein Becken %
liegen	100	100	100
stehen	60	70	62
gehen	120	113	115
Zehengymnastik	160	150	155
Fußgymnastik	190	150	175
Fußende des Bettes um 20° erhöht	250	180	220
Bein senkrecht nach oben halten	370	260	330
Pedaltreten bei angehobenen Beinen	440	470	455
Elastischer Kompressionsverbd.	180	130	150

Abb. 5

Das Treten des Bettfahrrades wird von den meisten Patienten als angenehm empfunden. Saugungen, Katheterableitungen und frische Bauchdeckenwunden stören nicht (Abb. 6).

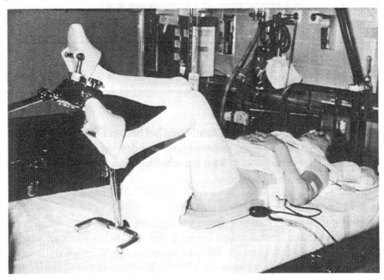

Abb. 6

Warum bringt Fahrradtreten mit erhobenen Beinen 20mal mehr venöse Strömungsbeschleunigung als das Frühaufstehen?

Radfahren mit erhobenen Beinen ist die einzige Maßnahme, bei der alle physikalischen Möglichkeiten zur Strömungsbildung gleichzeitig eingesetzt werden können.

Diese sind:
1. Die Muskelpumpe,
2. ein stark venöses Strömungsgefälle,
3. die arbeitsbedingte arterielle Mehrdurchblutung der Beine, dadurch erhöhter venöser Rückfluß,
4. die arbeitsbedingte Vertiefung der Atmung mit Sog auf die untere Hohlvene (Abb. 7).

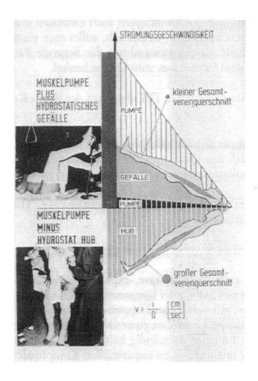

Abb. 7

In einer eigenen Studie beträgt die postoperative Thrombosehäufigkeit einer Tretgruppe 7,7%, in der Gruppe der Frühaufsteher fanden wir 38,5 % Thrombosen (Abb. 8).

	THROMBOSEN		KEINE THROMBOSEN	
	ZAHL	%	ZAHL	%
TRETGRUPPE (n = 91)	7 keiner erzielte 275 U / Tg	7,7	84 alle erzielten > 500 U / Tg	92,3
FRÜHAUFSTEHER (Kontrolle, n = 91)	35	38,5	56	61,5

Thromboseprophylaxe durch aktives Treten im Vergleich zum Frühaufstehen (125 Jod-Humanfibrinogen - Methode)

Abb. 8

6. Die elastische Kompression der Beine

Damit sich die Strömungsgeschwindigkeit auch zwischen krankengymnastischen Übungen auf einem schnelleren Niveau hält, sollte man elastische Strümpfe verwenden. Der optimale Kompressionsdruck für liegende Patienten ist zwischen 20 und 10 mm Hg vom Fußrücken zum Oberschenkel.

In vergleichenden Studien hat der TED-Strumpf der Firma Kendall am besten abgeschnitten.

Nur für TED-Strümpfe konnte bisher in exakten klinischen Studien der Nachweis erbracht werden, daß diese Strümpfe die Anzahl der tiefen Venenthrombose gegenüber den Kontrollgruppen um 24% bis um 50% signifikant verringern.

Nach den heutigen Vorstellungen der physikalischen Thromboseprophylaxe kommt es auf zweierlei an:

1. Auf eine schnelle basale venöse Strömungsgeschwindigkeit und
2. auf zusätzliche, möglichst abrupte, explosionsartige Beschleunigungen. Dadurch werden an den Stellen der langsamsten Strömungsgeschwindigkeit wie in der Tiefe der Taschen von Venenklappen oder im toten Strömungswinkel von Zuflüssen entstandene Thrombozytenmikroaggregate abgeschert, ehe sie durch Einlagerung von Fibrin wandständig haften und zu echten Thrombosen auswachsen. Bei der pneumatischen sequentiellen Kompression wird dieser Effekt durch Ausmelken oder Auswalzen erzielt.

Aus allen Literaturberichten geht hervor, daß zur sicheren Thromboseprophylaxe weder die alleinige medikamentöse noch die alleinige physikalische Therapie hinreichend ist. Wir kombinieren deshalb bei allen Patienten die physikalische Prophylaxe, bestehend aus elastischen Strümpfen plus Bettfahrradtreten oder aber der sequentiellen pneumatischen Kompression mit zusätzlich 3 × 5000 E. Heparin subkutan. Unter Intensivpflegebedingungen applizieren wir Heparin stündlich intravenös in einer Dosierung von 250 E. bis 750 E. pro Stunde, wobei es gleichzeitig zur Prophylaxe der Verbrauchskoagulopathie gedacht ist. Die gegenwärtige Tendenz, die Bewegungstherapie zugunsten der schematischen und nicht nebenwirkungsfreien Gabe von Gerinnungshemmern zu vernachlässigen, lehnen wir ab.

Vor 20 Jahren verstarben, an unserer Klinik durch Sektion gesichert, 2,5 % aller Patienten nach großen stationären Operationen an Lungenembolien, heute sind es nur noch 0,01 % (Abb. 9).

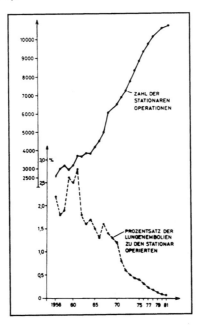

Abb. 9

Intermittierende Kompression in der orthopädischen Chirurgie

F. Bachmann
Hämatologische Abteilung
CHUV
CH-1011 Lausanne

Die Einführung des markierten Fibrinogentests für die Früherfassung von tiefen Venenthrombosen sowie die vermehrte Anwendung und Verfeinerung der Doppler-Methode, der Plethysmographie und der Phlebographie haben unsere Kenntnisse über die Häufigkeit der postoperativen tiefen Venenthrombose wesentlich erweitert und präzisiert. Dabei hat es sich herausgestellt, daß die Thromboseinzidenz nach den meisten größeren operativen Eingriffen bei über 40jährigen im Mittel um 25% liegt. Viel häufiger sind jedoch Thrombosen nach orthopädischen Eingriffen am Bein, besonders nach der operativen Versorgung einer Schenkelhals- oder intertrochantären Fraktur und nach einem Hüft- oder Kniegelenkersatz.

Bei Operationen am Oberschenkel ist der Radiofibrinogentest recht unzuverlässig. Insbesondere ist er nicht in der Lage, entstehende Thrombosen im Bereich der Femoralvenen mit ausreichender Sicherheit zu erfassen. Auch die Doppler-Methode und die Plethysmographie sind an einer Extremität, die im proximalen Abschnitt ein bedeutendes postoperatives Ödem aufweist, schwerer zu interpretieren. Die einzige Methode, die uns zuverlässig Aufschluß über das Vorhandensein einer tiefen Venenthrombose im Oberschenkel gibt, ist die Phlebographie. Diese Methode liefert zudem auch Aufschluß über die Ausdehnung einer Thrombose. Sie hat den Nachteil, invasiv zu sein und in ca. 5% aller Patienten zu Nebenreaktionen zu führen, wie z. B. Auslösung einer Thrombose infolge Reizwirkung des Kontrastmittels auf die Gefäßintima und allergische Reaktionen auf das Kontrastmittel, die in seltenen Fällen zu Blutdruckabfall und Schock führen. In der Tabelle 1 sind die phlebographisch erhaltenen Resultate nach Oberschenkelfrakturen zusammengestellt. Nach intertrochentären und nach Schenkelhals-Frakturen wurde in 7 Studien eine Inzidenz der tiefen Venenthrombose von 34–75%, im Mittel 44%, gefunden.

Tabelle 1. Die Häufigkeit der tiefen Venenthrombose (TVT) nach Oberschenkelfrakturen. Phlebographische Studien.

Autor(en)	Art der Fraktur	Anzahl der Patienten Total	mit TVT	%TVT
Johnsson et al, 1968	Schenkelhals	25	12	48
Stevens et al, 1968	Schenkelhals	21	11	53
	IT	50	17	34
Culver et al, 1970	Sch.hals + IT	100	40	40
Hamilton et al, 1970	Sch.hals + IT	38	18	49
Kakkar, 1972	IT	24	18	75
	Schenkelhals	26	9	34
Moskovitz et al, 1978	Sch.hals + IT	23	9	39
TOTAL		307	134	44

IT : Intertrochantäre Frakturen

Tabelle 1

Nach elektiver Hüftgelenkschirurgie - es handelt sich dabei meist um den Ersatz eines Hüftgelenks — liegt die Häufigkeit der phlebographisch ermittelten tiefen Venenthrombosen im Mittel um 54% (Tabelle 2). Besonders interessant erscheinen mir die Arbeiten von Stamatakis und Nillius, die sich ausgiebig mit dem Problem der Lokalisation befaßt haben. Stamatakis und Mitarbeiter untersuchten 160 Patienten mit totalem Hüftgelenksersatz mittels Phlebographie. Bei 81 Patienten (51%) fanden sie postoperativ eine tiefe Venenthrombose im operierten Bein. In 46 dieser 81 Fälle (57%) war die Femoralvene der Ursprungsort der Thrombose; in 34 dieser 81 Fälle konnte festgestellt werden, daß die Femoralthrombose ihren Ursprung auf der Höhe des kleinen Trochanters nahm. Mittels intraoperativer Phlebographie bei 8 Patienten stellten diese Autoren fest, daß gerade an dieser Stelle die Femoralvene während der Operationen stark abgeknickt wurde, was meist zu einem zeitweilig vollständigen Verschluß der Vene führte. Nillius und Nylander erzielten fast identische Resultate.

Tabelle 2. Die Häufigkeit der tiefen Venenthrombose (TVT) nach elektiven Hüftgelenksoperationen. Phlebographische Studien

Autor(en)	Art der Operation	Anzahl der Patienten Total	mit TVT	%TVT
Evarts und Feil, 1973	Verschiedene	56	30	54
Stamatakis et al, 1977	THE	160	81	51
Moskovitz et al, 1978	THE	32	19	59
Nillius und Nylander, 1979	THE	134	78	58
TOTAL		382	208	54

THE : Totaler Hüftgelenksersatz

Tabelle 2

Diese Autoren phlebographierten 134 Patienten nach totalem Hüftgelenksersatz. Bei 78 Patienten (58%) fand sich eine tiefe Venenthrombose, und bei 39 dieser 78 Patienten (50%) hatte die Thrombose ihren Ursprung im Bereich der Femoralvene. Klinische Symptome traten nur in 3% der Fälle mit Unterschenkelthrombose und in 23% der Fälle mit Femoralvenenthrombose auf. Wichtig ist die Feststellung, daß die Hälfte der phlebographisch positiven Fälle eine Thrombose der tiefen Oberschenkelvenen entwickelten, die in der Mehrzahl weder klinische Symptome verursachten noch mit dem Radiofibrinogentest zuverlässig erfaßt werden. Bekannt ist auch, daß Femoralvenenthrombosen bezüglich des Risikos einer klinisch bedeutsamen Lungenembolie viel gefährlicher sind.

Noch höher liegt die Inzidenz der tiefen Beinvenenthrombose nach Kniegelenkersatz (Tabelle 3). In unserer ersten Studie (McKenna et al., 1976) fanden wir retrospektiv eine reziproke Korrelation zwischen der Menge eingenommenen Aspirins und der Häufigkeit einer postoperativen Venenthrombose. Wir haben dann eine zweite prospektive Studie unternommen, in der wir die Wirksamkeit von zwei verschiedenen Dosen Aspirin und der intermittierenden Kompression mit den Ergebnissen bei einer Kontrollgruppe verglichen (McKenna et al., 1980).

Tabelle 3. Die Häufigkeit der tiefen Venenthrombose (TVT) nach Knieoperationen. Phlebographische Studien in Kontrollgruppen.

Autor(en)	Art der Operation	Anzahl der Patienten Total	mit TVT	%TVT
Cohen et al, 1973	Verschiedene	35	20	57
Lynch, 1974	TKE	74	43	58
Mc Kenna et al, 1976*	TKE	8	7	88
Mc Kenna et al, 1980	TKE	12	9	75
TOTAL		129	79	61

* Retrospektive Studie; Patienten die keine Medikamente einnahmen, die die Plättchenaggregation hemmen.
TKE : Totaler Kniegelenksersatz

Tabelle 3

Die phlebographisch ermittelte Thrombosefrequenz in der Kontrollgruppe war erschreckend hoch, was zum Abbruch der Studie aus ethischen Gründen führte.

Die Prophylaxe der tiefen Venenthrombosen mit 2 bis 3 subkutanen Injektionen von 5000 E. Heparin ist bei nicht orthopädischen Eingriffen recht erfolgreich. Nach Bergqvist (1979) führte die 12stündliche Verabreichung von 5000 E. Heparin in 16 Studien zu einer Verminderung der Thrombosefrequenz von 27% auf 9%. In 10 weiteren Studien erbrachte die 8stündliche Verabreichung von 5000 E. Heparin im Mittel eine kaum signifikant bedeutsamere Herabsetzung der Thrombosehäufigkeit von 29% auf 7,4%.

Viel weniger günstig liegen die Resultate, wenn Heparin prophylaktisch in fixen Dosen nach elektiven Hüftgelenksoperationen verabreicht wird. Leider gibt es kaum kontrollierte Studien, in denen bei allen, auch den fibrinogentest-negativen Patienten eine Phlebographie ausgeführt wurde (Tabelle 4). Die in der Literatur angegebenen Zahlen sind wahrscheinlich zu niedrig. So fanden wir in einer eigenen (unveröffentlichten) Studie eine phlebographisch ermittelte Thrombosefrequenz von 40% bei Patienten, die vor elektivem totalem Hüftgelenksersatz und bis zur vollständigen Mobilisation alle 8 Stunden 75 E. Heparin/kg erhielten, und Kakkar ermittelte eine TVT-Häufigkeit von 52% bei Patienten mit Hüftgelenkchirurgie, denen täglich 2 × 5000 E. Heparin subkutan injiziert wurden (Kakkar et al., 1979).

Es steht daher sicherlich fest, daß die subkutane Heparinprophylaxe nach selektivem Hüftgelenksersatz keine überzeugenden Resultate liefert und daß noch über ein Viertel aller Patienten eine tiefe Beinvenenthrombose entwickeln. Wir können geradezu sagen, daß die orthopädischen Operationen am Bein eine Modellsituation darstellen, an der Methoden zur Thromboseprophylaxe getestet werden sollten.

Tabelle 4. Kontrollierte Studien über die Häufigkeit der tiefen Venenthrombose nach elektiver Hüftchirurgie. Wirksamkeit der Prophylaxe mit subkutanem Heparin. Nach Bergqvist (1979).

DOSIERUNG	Kontrollen		Mini-Heparin	
	Patienten	%TVT	Patienten	%TVT
5000 U, 12stündlich (3 Studien)	123	51	86	27
5000 U, 8stündlich (8 Studien)	251	51	278	24

Für die Diagnose der TVT wurde der radioaktive Fibrinogentest verwandt.

Tabelle 4

Wir haben eine ganze Reihe von Methoden untersucht mit der Absicht, die optimale Thromboseprophylaxe zu finden. Abschließend möchte ich über die Resultate berichten, die wir mit der intermittierenden Kompression (IK) erhalten haben. Es handelt sich um ein System, das innerhalb von 3 bis 5 Sekunden einen Kompressionsdruck von 20 bis 30 mm Hg entwickelt, der sofort anschließend von 10 Sekunden auf 0 abfällt.

Je eine breite Manschette wurde am Unterschenkel und Oberschenkel angebracht. Die IK beginnt während der Narkosevorbereitung und dauert bis zur vollständigen Mobilisierung des Patienten. Alle Patienten erhielten radioaktives Fibrinogen, und jedes operierte Bein wurde sofort phlebographisch untersucht, wenn aufgrund des Fibrinogentests oder der Plethysmographie der Verdacht auf eine tiefe Venenthrombose bestand. Bei Patienten mit negativem Fibrinogentest- und Plethysmographiebefund wurde die Phlebographie am 8. bis 10. postoperativen Tag durchgeführt. Alle Patienten wurden den Versuchsgruppen randomisiert zugewiesen.

Nach elektivem Hüftgelenkersatz fand sich bei 52% der Kontrollpatienten eine phlebographisch ermittelte TVT. Mit der IK erzielten wir eine Verminderung der TVT auf 20% (Tabelle 5). Dabei ist zu bemerken, daß es unter den Patienten mit phlebographisch nachgewiesener Thrombose zwei Fälle gab, bei denen ein Apparatedefekt die IK während mehrerer Stunden oder während der Dauer einer ganzen Nacht unwirksam gestaltete. Ausgezeichnet waren die Resultate mit der IK nach Kniegelenksersatz. Hier wurde die Thrombose-Inzidenz statistisch signifikant von 75% auf 10% gesenkt.

Tabelle 5. Häufigkeit der tiefen Beinvenenthrombose (TVT) nach totalem Hüft- und Kniegelenksersatz in Kontrollpatienten und nach intermittierender Kompression.

Operation	Kontrollpatienten			Intermittierende Kompression			p
	Total	mit TVT	%TVT	Total	mit TVT	%TVT	
THE	21	11	52	20	4*	20	0.07
TKE	12	9	75	10	1	10	0.004
TOTAL	33	20	60	30	5	17	0.001

* davon 2 Patienten mit unterbrochener Therapie
THE: Totaler Hüftgelenksersatz
TKE: Totaler Kniegelenksersatz

Tabelle 5

Faßt man beide Gruppen zusammen, so sind die Resultate sicherlich mindestens so gut wie diejenigen, die man mit niedrigdosiertem Heparin erhält, das jedoch den Nachteil hat, die Zahl der Wundhämatome leicht, aber signifikant zu erhöhen.

Tabelle 6 zeigt die Lokalisation der tiefen Venenthrombosen, die Häufigkeit von positiven Lungenszintigraphien in der Kontrollgruppe und in der IK-Gruppe nach Kniegelenksersatz. In der Kontrollgruppe gab es insgesamt 9 Patienten mit positiver Venographie; von diesen hatten 5 eine Thrombose in einem größeren Gefäß, zwei in der Vena poplitea, drei in der Femoralvene. Bei 4 dieser 9 Patienten fand sich eine Lungenszintigraphie. In der IK-Gruppe gab es nur einen Fall von Wadenvenenthrombose auf 10 Patienten, der allerdings auch eine positive Lungenszintigraphie aufwies. Kein einziger Patient hatte klinische Zeichen einer Lungenembolie.

Tabelle 6. Korrelation zwischen proximalster Lokalisation der tiefen Beinvenenthrombose (TVT) und positiver Lungenszintigraphie nach totalem Kniegelenksersatz. Kontrollen und intermittierende Kompression (IK).

Patientengruppe	Lokalisation der TVT			Lungenszintigraphie	
	Wade	Poplitea	Femoralv.	pos	neg
Kontrollen	4			3	1
		2		1	1
			3	0	3
IK	1			1	

Tabelle 6

Die Verträglichkeit der IK war ausgezeichnet. Alle Patienten haben diese Form der Prophylaxe entweder einfach akzeptiert oder sogar als angenehm empfunden. Erwartungsgemäß war die Zahl der postoperativen Wundhämatome bei der IK nicht größer als bei den Kontrollgruppen und kleiner als bei der Heparinprophylaxe. Dies ist von besonderer Wichtigkeit bei orthopädischen Operationen, da ein Wundhämatom der Ausgangspunkt einer späteren tiefen, schleichenden Infektion sein kann, die bekanntlich eine gefürchtete Komplikation des Hüftgelenkersatzes ist.

Allenby und Mitarbeiter haben 1973 erstmals darauf hingewiesen, daß bei Patienten, die nicht an krebsartigen Erkrankungen leiden, die IK zu einer Verkürzung der Euglobulinlysezeit führt. Diese Autoren wendeten für die Thromboseprophylaxe das Hydroven-(Flowtron) System an, bei dem der Druck in den Kompressionsstulpen innerhalb einer Minute graduell auf 40–45 mm Hg gesteigert wird und danach langsam wieder abfällt. Während der Druckphase kommt es offensichtlich zu einer temporären Okklusion des Venenflusses und zur Freisetzung von Plasminogenaktivatoren aus den Gefäßendothelzellen.

Dies führt zu einer Steigerung der fibrinolytischen Aktivität des zirkulierenden Blutes, die entstehende Thrombosegerinnsel leichter lysieren kann. Mit unserem Tiefdrucksystem, bei dem der Druck sich rasch bildete und wieder abfiel, war keine Steigerung der fibrinolytischen Aktivität in der Euglobulinfraktion des Plasmas nachweisbar, und es ist anzunehmen, daß unser Tiefdrucksystem wohl hauptsächlich den Rückstrom des Venenblutes in den Beinen fördert.

Zusammenfassend halten wir fest, daß die intermittierende Kompression eine wertvolle Bereicherung der Thromboseprophylaxe auch in der orthopädischen Chirurgie darstellt.

Literatur

1. Allenby, F., Boardman, L., Pflug, J. J., Calnan, J. S.: Effect of external pneumatic intermittent compression on fibrinolysis in man. Lancet 4: 1412–14, 1973.
2. Bachmann, F., McKenna, R., Meredith, P., Carta, S.: Intermittierende pneumatische Kompression von Unter- und Oberschenkel, eine neue erfolgreiche Methode zur postoperativen Thromboseprophylaxe. Schweiz. Med. Wschr. 106: 1819–21, 1976.
3. Bergqvist, D.: Prophylaxis of postoperative thromboembolic complications with low-dose heparin. Acta Chir. Scand. 145: 7–14, 1979.
4. Cohen, S. H., Ehrlich, G. E., Kauffman, M. S., Cope, C.: Thrombophlebitis following knee surgery. J. Bone Joint Surg. 55A: 106–12, 1973.
5. Culver, D., Crawford, J. S., Gardiner, J. H., Wiley, A. M.: Venous thrombosis after fractures of the upper end of the femur. A study of incidence and site. J. Bone Joint Surg. 52B: 61–69, 1970.
6. Evarts, C. M., Feihl, E. J.: Prevention of thromboembolic disease after elective surgery of the hip. J. Bone Joint Surg. 53A: 1271–80, 1970.
7. Hamilton, H. W., Crawford, J. S., Gardiner, J. H., Wiley, A. M.: Venous thrombosis in patients with fracture of the upper end of the femur. A phlebographic study of the effect of prophylactic anticoagulation. J. Bone Joint Surg. 52B: 268-89, 1970.
8. Johnsson, S. R., Bydgeman, S., Eliasson, R.: Effect of dextran on postoperative thrombosis. Acta Chir. Scand. Suppl. 387: 80–82, 1968.
9. Kakkar, V.: The diagnose of deep vein thrombosis using the ^{125}I fibrinogen test. Arch. Surg. 104: 152–59, 1972.
10. Kakkar, V. V., Stamatakis, J. D., Bentley, P. U. G., Lawrence, D., de Haas, H. A., Ward, V. P.: Prophylaxis for postoperative deep-vein thrombosis. Synergistic effect of heparin and dihydroergotamine. JAMA 241: 39–42, 1979.
11. Lynch, J. A.: Thromboembolic disease after total knee arthroplasty. Ann. Meeting Amer. Acad. Orthop. Surgeons, Dallas, 1974 (abstract).
12. McKenna, R., Bachmann, F., Kaushal, S. P., Galante, J. O.: Thromboembolic disease in patients undergoing total knee replacement. J. Bone Joint Surg. 58A: 928–32, 1976.
13. McKenna, R., Galante, J., Bachmann, F., Wallace, D. L., Kaushal, S. P., und Meredith, P.: Prevention of venous thromboembolism after total knee replacement by high-dose aspirin or intermittent calf and thigh compression. BMJ 1: 514–17, 1980.
14. Moskovitz, P. A., Ellenberg, S. S., Feffer, H. L., Kenmore, P. I., Neviaser, R. J., Rubin, B. E., Varma, V. M.: Low-dose heparin for prevention of venous thromboembolism in total hip arthroplasty and surgical repair of hip fractures. J. Bone Joint Surg. 60A: 1065–70, 1978.
15. Nillius, A. S., und Nylander, G.: Deep vein thrombosis after total hip replacement: a clinical and phlebographic study. Brit. J. Surg. 66: 324–26, 1979.
16. Stamatakis, J. D., Kakkar, V. V., Sagar, S., Lawrence, D., Nairn, D., Bentley, P. G.: Femoral vein thrombosis and total hip replacement. BMJ 2: 223–25, 1977.
17. Stevens, J., Fardin, R., Freeark, R. J.: Lower extremity thrombophlebitis in patients with femoral neck fractures. A venographic investigation and a review of the early and late significance of the findings. J. Trauma 8: 527–34, 1968.

Diskussionsbeitrag:
Erfahrungen mit der Anwendung der intermittierenden Kompression in der Allgemeinchirurgie

G. H. Ott
Chirurgische Abteilung
Evangelisches Krankenhaus Bad Godesberg
Waldstraße 73
5300 Bonn 2

Unsere Erfahrungen begründen sich auf einem Beobachtungsgut von etwa 4000 operierten Patienten. Sie wurden seit Beginn 1981 bei unseren stationären Behandlungsfällen ermittelt. Auf zwei Stationen meiner Abteilung wurden etwa 400 Patienten systematisch mit der maschinellen intermittierenden Kompression, der Hydroven-Apparatur, behandelt. Auf einer anderen Station wurde weiterhin in herkömmlicher Weise die postoperative „Low dose Heparin"-Prophylaxe angewendet.

Wir behandelten so etwa 400 Fälle mit Heparin, gleichzeitig wurden etwa 100 Problempatienten kombiniert mit Heparin und Hydroven behandelt. Wie sehen die Ergebnisse aus; welches ist unser Anliegen? Die operativ Tätigen befinden sich im juristisch artikulierten Würgegriff der „Heparin-Ära". Wir müssen postoperativ Heparin zur Embolie-Prophylaxe einsetzen. Verwendet der Chirurg heute postoperativ kein Heparin, steht der Staatsanwalt hinter ihm.

Unsere Beobachtungsergebnisse in diesem Zeitraum: Wir haben ca. 30 Lungenembolien bei 4000 Patienten diagnostiziert. Bis jetzt traten Embolien ausnahmslos unter Heparin auf. Zugegebenermaßen ist eine gewisse Selektion der Patienten zu beachten. Bei erhöhtem Risiko, d. h. bei Problempatienten haben wir aus ethischen Gründen die kombinierte Behandlung mit Hydroven und Heparin eingesetzt. Eine Häufigkeit von 30 Lungenembolien entspricht etwa der Gefährdung, die auch andere Autoren unter Heparinprophylaxe beobachteten.

Wir haben bis heute keine Lungenembolie unter den 400 mit intermittierender Kompression behandelten Fällen diagnostiziert. Die Hydroven-Therapie wurde nicht auf dem Operationstisch angewendet. Das geschieht aber seit kurzem! Die Gefahr, die handelsüblichen Geräte zu beschädigen, ist dabei groß. Wir führten die Therapie in der Regel postoperativ durch, meist täglich etwa zweimal 20 Minuten lang.

Diese Thromboembolie-Prophylaxe hat zusätzlich eine außergewöhnliche psychologische Wirkung, die als maschineller „Streicheldienst am Bein" umschrieben werden kann. Der Summton des Gerätes und das gedämpfte Licht werden von den

Patienten postoperativ als wohltuend und angenehm empfunden. Im Gegensatz dazu bekommen Patienten den „Basedow-Blick", wenn die Tür aufgeht und die Schwester schon wieder mit ihrer vom Patienten gefürchteten Heparin-Spritze auftaucht.

Der nötige personelle Aufwand ist nicht unerheblich. Man braucht mindestens 6–10 Geräte für eine 30-Betten-Station und für die systematische Anwendung etwa vier Arbeitsstunden, d. h. täglich eine halbe Pflegekraft zusätzlich.

Unsere Verbesserungswünsche:
1. Die Manschetten sind betriebssicher zu machen.
2. Die Sterilisierbarkeit ist zu bedenken.
3. Zugehörige Thrombosestrümpfe sollten entwickelt werden: Das Sterilitätsproblem bewältigen wir im Augenblick so, daß wir dem Patienten erst Thrombosestrümpfe anziehen und darüber die Kompressionsmanschetten anlegen.
4. Schließlich sollte man pro Patient ein Gerät mit dazugehörigem Manschettenpaar zur Verfügung haben. Dazu benötigt man gleichzeitig eine handliche Verpackung für die Unterbringung im Zimmer oder noch besser im Nachttisch.

Ich darf zusammenfassen: Es ist höchste Zeit, eine prospektive Studie, deren Dokumentationsvoraussetzung von uns bereits vor über eineinhalb Jahren erarbeitet wurde, aus der Projektierungsphase in die Tat umzusetzen. Wir Chirurgen wollen heraus aus der Heparin-Ära! Wir sind nach den „Schalmeienklängen", die Embolie-Quoten würden unter Heparin sinken, ernüchtert.

Dafür wäre erst einmal zur Messung eine allgemeinverbindliche, standardisierte Embolie-Definition und standardisierte klinische Diagnostik die Voraussetzung. Wir haben keine solche Senkung der Thrombose- und Emboliegefährdung unter Low dose-Heparinisierung gesehen. Stattdessen mußten wir in Kauf nehmen, daß sich die Wundheilungsstörungen vervielfacht haben.

Man sollte nicht immer nur einen Faktor bei einer neuen Therapie analysieren, sondern das breite Spektrum der Komplikationen und Gefahrenquellen beachten, das fast mit jeder effektiven ärztlichen Therapie verbunden ist.

Unsere Ausführungen sollen als Stimulation dienen, Dinge in Bewegung zu setzen, die uns Chirurgen die Freiheit geben, unsere Patienten wieder so zu behandeln, wie wir glauben, sie am besten zu behandeln – ohne juristische Zwänge.

Wir sind überzeugt: Die Methoden der intermittierenden Kompressionsbehandlung werden unsere Patienten aus den vielfältigen Gefahren der postoperativen Heparinisierung herausführen!

Vergleichende Untersuchung zur Auswirkung der intermittierenden, pneumatischen Kompression und der Fahrradergometerbelastung auf die Hämostase

M. Köhler
Institut für Hämostaseologie
Universitätsklinik Homburg
6650 Homburg/Saar

Mehrere klinische Studien haben die Anwendbarkeit der intermittierenden, pneumatischen Kompression (IPK) zur Thrombose-Prophylaxe im chirurgischen (1,2) und orthopädischen (3,4) Krankengut aufgezeigt. Auch andere physikalische Methoden, wie z. B. das Bettfahrrad (5) können zur nichtmedikamentösen Thrombose-Prophylaxe verwendet werden. Bei der intermittierenden, pneumatischen Kompression wurde eine Aktivierung des körpereigenen fibrinolytischen Systems (Verkürzung der Euglobulinlysezeit) bei Patienten, die auf diese Behandlung ansprachen, beobachtet (6). Ähnliche Veränderungen werden aber auch selbst nach milder körperlicher Belastung festgestellt. Durch die vorliegende Untersuchung sollten diese Effekte quantifiziert und die systemische Wirkung einer kurzzeitigen IPK mit der einer leichten Fahrradergometerbelastung (FE) verglichen werden.

Probanden und Methoden:
Im cross-over Versuch wurde bei 5 männlichen Probanden die Wirkung von IPK und FE auf die Hämostase verglichen. Nach einer liegenden Ruhephase (30 Minuten) wurde bei leicht gestauter (15 bis 20 mm Hg) oberer Extremität mittels einer Dialysekanüle die erste Blutprobe gewonnen. Danach wurden die Probanden entweder 10 Minuten mit dem Fahrradergometer (75 W) belastet oder 10 Minuten mit dem Hydroven S-Gerät behandelt. Hier wurden beide unteren Extremitäten mit der Oberschenkelmanschette im 10-Sekunden-Intervall mit 60 mm Hg komprimiert und dekomprimiert. Nach einer Ruhepause (5 Minuten) wurde die zweite Blutprobe durch erneute, frische Venenpunktion (wie oben beschrieben) gewonnen.

Thrombozytenzahl und Volumenhäufigkeitsverteilung wurden im EDTA-Blut mittels eines Coulter-Counter-Channelyzer Systems, ergänzt durch Hewlett Packard-Computer und Teleprinter bestimmt. Plättchenfaktor 4 und Beta-Thromboglobulin wurden mit Edinburgh-Cocktail-antikoaguliertem (PGE, 1 EDTA, Theophyllin) Blut mit kommerziellen Testsystemen (Fa. Abbot und Fa. Amersham) gemessen. Die thrombin-induzierte Malondialdehyd-Produktion (7) wurde in citrat-antikoaguliertem, plättchenreichen Plasma bestimmt und auf die Plättchenzahl bezogen. Das Faktor VIII-ass.-Antigen wurde mittels Elektroimmundiffusion (Antikörper Fa. Behring AG) im Serum gemessen. Die folgenden Bestimmungen wurden in citratantikoaguliertem Blut durchgeführt: F. VIII: C (Einphasentest Fa. Immuno), $\alpha2$-Makroglobulin und Plasminogen (RID, Partigenplatten, Fa. Behring), $\alpha2$-Antiplasmin (Chromozym Pl, Fa. Boehringer) und Aktivator-Aktivität (S 2444, Fa. Kabi). Die Euglobulinlysezeit wurde mit einem kommerziellen Testsystem (Fa. Bio Merieux) bestimmt, es wurden visuell die Lysezeiten bis 4 Stunden 30 Minuten abgelesen.

Zur statistischen Auswertung wurde der Wilcoxon-Test für Paar-Differenzen angewandt, zusätzlich wurden mehrere Parameter bezüglich linearer Korrelation untereinander geprüft.

Ergebnisse:
Nach intermittierender, pneumatischer Kompression wurde bei allen Probanden ein signifikanter Abfall des Hämatokrits beobachtet. Die Fahrradergometrie führte bei allen Probanden zu einem signifikanten Anstieg der Plättchenpopulation, die < 4,6 fl (kleine Thrombozyten) war (Abb. 1 und 2). Unbeeinflußt nach beiden Anwendungen waren Thrombozytenzahl, Plättchenfaktor 4 und Beta-Thromboglobulin im Plasma sowie die thrombin-induzierte Malondialdehyd-Produktion der Blutplättchen.

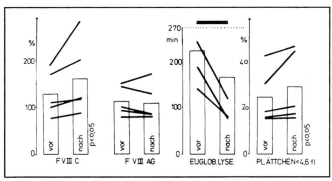

Abb. 1:
Darstellung der Faktor VIII: C, Faktor VIII: RAG, Euglobulinlysezeiten und der Plättchenpopulation < 4,6 fl vor und nach Fahrradergometrie. Die erste Säule repräsentiert den Mittelwert der 5 Bestimmungen vor, die zweite Säule den Mittelwert der 5 Bestimmungen nach 10minütiger Fahrradergometerbelastung mit 75 W. Ordinate: (von links nach rechts) Faktor VIII: C-Aktivität in Prozent der Norm, Euglobulinlysezeit in Minuten, prozentualer Anteil der Plättchenpopulation < 4,6 fl.

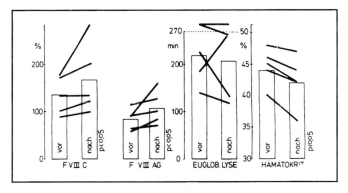

Abb. 2:
Darstellung der Faktor VIII: C, Faktor VIII: RAG, Euglobulinlysezeit und Hämatokritwert vor und nach 10minütiger intermittierender, pneumatischer Kompression. Darstellung wie in Abb. 1.

Nach intermittierender, pneumatischer Kompression und Fahrradergometrie wurden signifikant höhere Faktoren VIII:C-Aktivitäten gemessen (p 0.05, s. Abb. 1 und 2). Die mittlere Zunahme betrug dabei 24%. Das Faktor VIII-ass.-Antigen wurde nur nach intermittierender pneumatischer Kompression signifikant höher bestimmt. Die Meßreihen von Faktor VIII:C und Faktor VIII-ass.-Antigen zeigten eine hohe lineare Korrelation miteinander (für intermittierende, pneumatische Kompression r = 0,94 und Fahrradergometrie r = 0,8). Die restlichen plasmatischen Parameter wurden durch beide Methoden nicht signifikant beeinflußt, d. h. Plasminogen-Spiegel, α2-Makroglobulin, α2-Antiplasmin-Spiegel waren vor und nach Anwendung beider Methoden gleich.

Nach intermittierender pneumatischer Kompression wurden bei 3 Probanden verkürzte Euglobulinlysezeit gefunden, und bei einem Probanden blieb sie vor und nach intermittierender pneumatischer Kompression außerhalb des Meßbereiches, d. h. 270 Minuten. Nach Fahrradergometrie verkürzten sich bei 3 Probanden die Euglobulinlysezeiten, bei 2 weiteren probanden waren sie vor und nach der Fahrradergometerbelastung außerhalb des Meßbereiches, d. h. 270 Minuten. Die Aktivität des Plasma gegenüber dem Chromogen Substrat S 2444 (Aktivator) blieb durch beide Anwendungen unbeeinflußt. Es wurde auch keine hinreichende Korrelation zwischen Euglobulinlysezeit und amidolytischer Aktivität festgestellt.

Diskussion:

Für eine Lege artis durchgeführte Blutentnahme, d. h. Entnahme ohne wesentliche Stauung und möglichst atraumatische Venenpunktion, sprechen die im Normbereich liegenden Plättcheninhaltsstoffe Beta-Thromboglobulin und Plättchenfaktor IV.- Ein systematischer Einfluß beider Methoden auf die Blutplättchen (d. h. Veränderungen im Prostaglandinstoffwechsel oder Freisetzungsreaktion) wurde nicht beobachtet. Der bei der intermittierenden pneumatischen Kompression angewandte Druck von 60 mm Hg scheint daher zu keiner Ausschüttung von Plättcheninhaltsstoffen, hervorgerufen durch eine Endothelverletzung, zu führen, wie dies für die Tourniquet-Ischämie gezeigt wurde (8). Lediglich die Volumenhäufigkeitsverteilung zeigte nach Fahrradergometrie eine signifikante Zunahme von kleinen Plättchen, eine Veränderung, die auch bei Patienten mit venösen Erkrankungen und arterieller Verschlußkrankheit beobachtet werden kann (9, 10).

Beide Anwendungen führen zu einem signifikanten Anstieg von Faktor VIII:C, die intermittierende pneumatische Kompression auch zu einem signifikanten Anstieg des Faktor VIII-ass.-Antigens. Ähnliche Veränderungen sind für eine selbst moderate Gehbelastung beschrieben und werden auch nach Anwendung des Venenverschluß-Tests beobachtet. Der Faktor VIII:C-Anstieg bzw. auch der Faktor VIII-ass.-Antigen-Anstieg wurde bei allen Probanden beobachtet. Allerdings trat eine Verkürzung der Euglobulinlysezeit nur bei einem Teil der Probanden auf. Auch bei Anwendung des Venenverschluß-Tests verkürzt sich bei einem Teil der Patienten die Euglobulinlysezeit nicht, sogenannte Non-Responder. Diese Patientengruppe könnte ein höheres Risiko zur Entwicklung einer thromboembolischen Erkrankung haben. Für die Methode der Euglobulinlysezeit ist eine Halbwertzeit des Plasminogen-Aktivators von 15 Minuten errechnet worden, trotzdem ist es denkbar, daß bei einem nur flüchtigen, geringen Anstieg, bedingt durch nur 10minütige Anwendung der Fahrradergometrie bzw. der intermittierenden pneumatischen Kompression, eine Veränderung der Euglobulinlysezeit nach der 5minütigen Ruhepause nicht mehr erfaßt wurde.

Durch die intermittierende pneumatische Kompression wurde der Hämatokrit signifikant vermindert.

Die Vollblutviskosität hängt im erheblichen Ausmaß vom Hämatokrit-Wert des strömenden Blutes ab; auch dieser Effekt könnte zur beobachteten thromboseprophylaktischen Wirkung der IPK beitragen, wie z. B. Dextran-Infusionen (13).

Aufgrund der vorliegenden Untersuchung scheint es daher erneut wesentlich zu prüfen, inwieweit die thromboseprophylaktische Wirkung von der Stimulierbarkeit des fibrinolytischen Systems abhängig ist. Weiterhin sollte geprüft werden, inwieweit Patienten, deren hämostatisches System bereits verändert ist (z. B. maligne Erkrankungen, Diabetes mellitus, Subarachnoidalblutung), auf die intermittierende pneumatische Kompression ansprechen.

Die hämodynamischen Auswirkungen der intermittierenden Beinkompression

V. C. Roberts
Biomedical Engineering Department
King's College Hospital Medical School
Denmark Hill
GB London S.E.5

Einleitung

Einleitend möchte ich auf die Faktoren eingehen, die uns veranlaßt haben, die intermittierende Kompression als Mittel der Thromboseprophylaxe zu prüfen. Als wir im Jahre 1970 unsere ursprünglichen Arbeiten zur Hämodynamik der aktiven und passiven Plantar- und Dorsalflexion durchführten, konnten wir feststellen, daß während dieser Begegnungen die mittlere Strömungsgeschwindigkeit in der Fermoralis um ca. 30% zunimmt. Gleichzeitig werden auftretende Pulsationen bis zu 6–7fach verstärkt. Wir prüften anschließend die Anwendungsmöglichkeiten der intermittierenden Kompression zur Thromboseprophylaxe und entnahmen Autorenangaben (1-4) die Reduktion der Thrombosehäufigkeit von 70%. Wir wußten zu diesem Zeitpunkt nicht, ob die Zunahme der mittleren Strömungsgeschwindigkeit oder die Pulsation der Strömung dafür verantwortlich waren. Deshalb haben wir versucht, eine Methode zu erarbeiten, die uns eine Beurteilung der prophylaktischen Wirkung erlaubt (Abb. 1a, 1b).

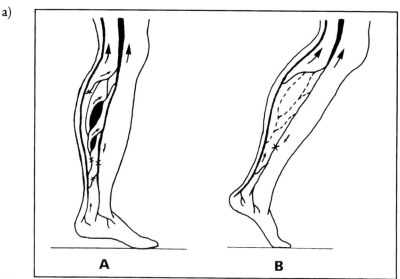

Abb. 1:
(a und b) Wadenmuskelpumpe in Aktion.

b)

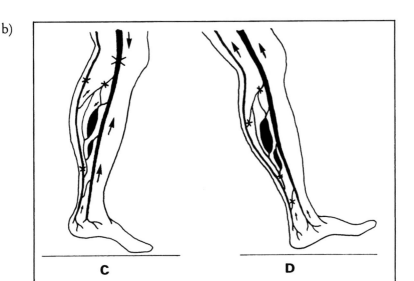

Das Venensystem ist außerordentlich kompliziert. Um herauszufinden, wie sich Einflüsse von außen darauf auswirken, wurde ein vereinfachtes Modell verwendet, bei dem das venöse System aus der Mikrozirkulation und in weiterer Folge aus den Arterien gespeist wird. Zu diesem Zweck muß man sich ein von außen bedienbares Gerät vorstellen, mit dem ein Druck P angewendet wird. Damit läßt sich die Veränderung der Strömungsgeschwindigkeit aus den Venen unter den verschiedenen angewendeten Drücken verfolgen.

Die Anwendung statischen Drucks

Bei Anwendung statischen Drucks auf das Bein passieren drei Dinge. Der transmurale Druck auf die Venenwand wird reduziert und mit weiter zunehmender Stärke der Außenkompression sogar umgekehrt. Die Venen und intramuskulären Sinusoiden kollabieren, und das Blut wird aus dem Bein ausgetrieben. Der Blutstrom in der V. femoralis entspricht etwa der Darstellung in Abbildung 2a. Der venöse Blutstrom verhält sich normalerweise ruhig und wird nur durch die Respiration leicht bewegt, eine Abnahme erfolgt auf der Femoralebene beim Einatmen. Bei Anwendung von äußerem Druck wird das Blut bis zur V. femoralis ausgetrieben. Der Blutstrom wird vorübergehend erhöht und pegelt sich anschließend um den Ausgangswert wieder ein. Entfällt der Druck, sinkt der Ausstrom aus dem Bein vorübergehend und reguliert sich anschließend um den Ausgangswert wieder ein (Abb. 2b). Die schattierten Flächen stellen das ausströmende bzw. einströmende Blutvolumen dar.

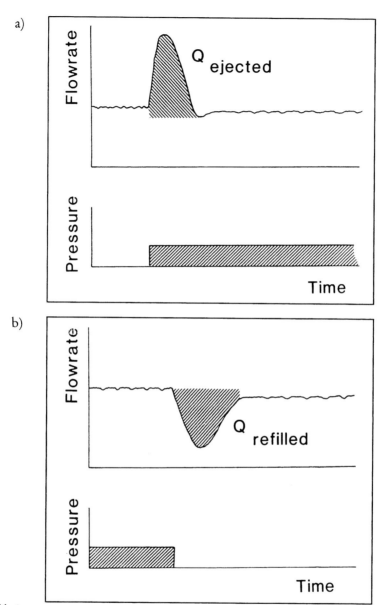

Abb. 2:
Wirkung auf den Femoralvenenstrom: a) Bei Kompression. – b) Nach Kompression.

Das ein- und ausströmende Blutvolumen wird als Funktion des äußeren Drucks in Abbildung 3 wiedergegeben. Diese Darstellung veranschaulicht die Auswirkung gleichmäßiger Druckanwendung unterhalb des Knies. Der Ausstrom (Q_e) erreicht sein Maximum von ca. 90 ml bei einem Druck von 6 kPa. Der Einstrom erreicht sein Maximum jedoch bereits bei dem wesentlich geringeren Druck von nur 3 und 4 kPa. Darüber hinaus ist das Einstromvolumen (Q_r) auf jeden Fall geringer als das Ausstromvolumen. Der Unterschied ergibt sich aus der Anatomie der solealen Sinus und beschreibt das darin enthaltene Blutvolumen ($Q_e - Q_r$). In diesem Fall beträgt das Volumen ca. 45 ml oder annähernd die Hälfte des gesamten Ausstromvolumens.

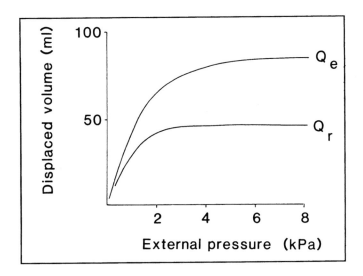

Abb. 3:
Volumen von Blutausstrom (Q_e) und Bluteinstrom (Q_r) infolge Kompression.

Abgesehen vom Blutausstrom aus dem venösen System, besitzt die äußere Druckanwendung weitere unterschiedliche Wirkungen auf die Perfusion des Unterschenkels. Bei Druckanwendung auf einen Unterschenkel und gleichzeitiger Beobachtung des kontralateralen Schenkels ergeben sich Schwankungen im durchschnittlichen Blutstromniveau.

Bei gleichmäßiger Druckanwendung unterhalb des Knies (an der Wade) ist ein leichter Anstieg des Blutstroms im kontralateralen (unbehandelten) Schenkel zu beobachten. Dieser Anstieg beträgt bei Druckanwendung von 6 kPa (Abb. 4a) maximal 8 %. Wenn jedoch sowohl auf die Wade als auf den gesamten Unterschenkel Druck ausgeübt wird, resultiert ein noch größerer Anstieg. Er beträgt ungefähr 13 % und wird bereits durch den wesentlich geringeren Druck von nur 1 kPa erzeugt. Weitere Druckerhöhungen bewirken nur einen unverhältnismäßig geringen Anstieg des Blutstroms.

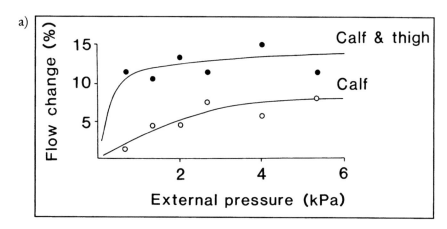

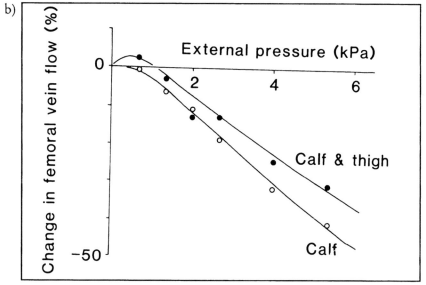

Abb. 4:
Blutstromveränderungen durch externen Druck: a) Im Kontrollbein (ohne Kompression). – b) Im mit Kompression behandelten Bein.

Die Untersuchung am komprimierten Bein macht deutlich (Abb. 4b), daß der Blutstrom nur bei geringem Druck ansteigt, und auch nur dann, wenn Druck auf Wade und Schenkel ausgeübt wird. Mit höherem Druck sinkt der Blutstrom stetig, bis er bei 6 kPa um nahezu 50% reduziert ist. Interessant erscheint die Beobachtung, daß die Anwendung hohen Drucks auf Flächen über dem Bein nicht zu einer zunehmenden Verringerung des gesamten Blutstroms führt. Diese Annahme rührt von der Verwendung elastischer Strümpfe her, bei denen der Druck vom Sprunggelenk zum Schenkel hin stetig verringert wird. Die Ergebnisse zeigen eindeutig, daß der Blutstrom im Bein in erster Linie von distaler Druckeinwirkung abhängt.

Die Anwendung intermittierenden Drucks

Die Betrachtung von Abbildung 2a ergibt, daß der Blutstrom bei Druckanwendung bis zu einem Gipfel ansteigt und danach abfällt. Die schattierte Fläche unter dem Gipfel ist das Ausstromvolumen, das für jeden beliebigen Druck feststeht. Erfolgt die Druckanwendung rascher, liegt der Gipfel des Blutstroms höher, und der anschließende Abfall setzt sich schneller ein. Die Fläche unter der Blutstromkurve bleibt aber gleich. Werden die Spitzenwerte des Blutstroms, die sich durch die Kompression ergeben, als Funktion der Druckanwendungsrate dargestellt, müßte sich erwartungsgemäß eine lineare Beziehung ergeben. Abbildung 5 zeigt, daß diese Annahme zutrifft. Bis zu einem Druck von 1 kPa/sec. besteht dieses lineare Verhältnis. Von diesem Punkt an begrenzt ein Widerstand den plötzlichen Stromausstoß in die V. cava und erlaubt anschließend nur noch geringfügige weitere Anstiege.

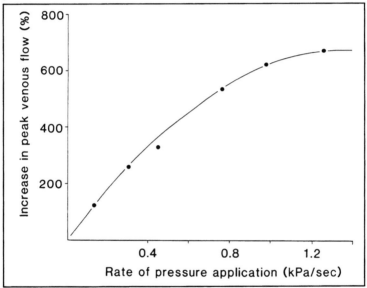

Abb. 5:
Anhebung der Höchstwerte des venösen Stroms in Funktion zum Kompressionsintervall.

Nachdem das venöse Blut aus der Wade geströmt ist, muß anschließend genügend Zeit zum Wiederauffüllen des Systems bleiben. Abbildung 6 stellt den höchsten Wert des Blutstroms in der V. femoralis nach einer Reihe von Druckimpulsen am Bein dar. Diese Druckimpulse wenden einen Maximaldruck von 6 kPa an. Die Ausstromspitzenwerte erreichen ihr Maximum, wenn dem venösen System 60 Sekunden zum Wiederauffüllen bleiben. Die Ergebnisse stammen von Patienten ohne Anzeichen arterieller Insuffizienz. Wird die Kompression bei Patienten mit Arterienerkrankungen der Beine angewendet, muß zwischen den Kompressionen ein größerer Zeitabstand liegen. In diesen Fällen muß das Intervall zum Auffüllen auf 90 Sekunden ausgedehnt werden, ein Zeitabstand, der auch noch für gesunde Probanden gelten kann.

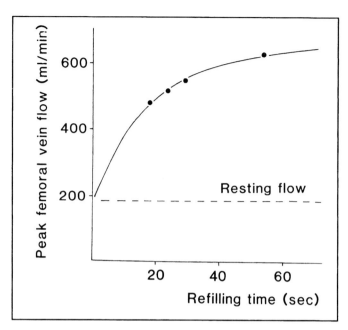

Abb. 6:
Anhebung der Höchstwerte des venösen Stroms in Funktion zum Kompressionsintervall.

Die folgenden Abbildungen veranschaulichen die verschiedenen Wirkungen unterschiedlicher Formen der intermittierenden Kompression auf den Femoralvenenstrom. Abbildung 7a stellt den hämodynamischen Effekt eines Geräts für die intermittierende Kompression dar, das mit einem leichten Anstieg des äußeren Drucks für 30 Sekunden arbeitet. Der Ausstrom steigt deutlich sichtbar bis zu einem Maximum und fällt dann auf ein neues Ruheniveau zurück, das bereits erreicht wird, bevor die Maximalkompression zur Anwendung gelangt. Mit einem solchen Gerät ist bei kontinuierlicher Anwendung kein hämodynamischer Effekt mit Ausnahme einer Verminderung des gesamten Ausstroms zu erzielen. Zum Vergleich soll Abbildung 7b herangezogen werden. Hier wurde der gleiche Maximaldruck angewendet, jedoch in einer wesentlich rascheren Folge. Mit diesem Gerät sind die Pulsationen des venösen Stroms wesentlich stärker ausgeprägt und deshalb mit wesentlich größerer Wahrscheinlichkeit dazu geeignet, Venenthrombosen zu verhindern.

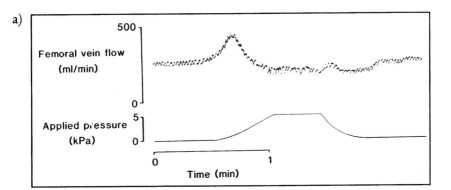

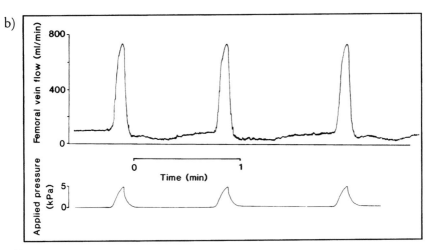

Abb. 7:
Wirkung auf den Femoralvenenstrom: a) Stimulation mit langsamem Druckanstieg. − b) Stimulation mit raschem Druckanstieg.

Die Auswirkungen der intermittierenden Kompression beschränken sich nicht auf ein bloßes Leeren und Wiederauffüllen des venösen Systems am Unterschenkel. Zusätzlich entstehen eine Reihe von biochemischen Veränderungen wie die Zunahme der Fibrinolyse und Auswirkungen auf die Mechanismen, die die Blutzirkulation im Bein steuern.

Ein Beispiel dieser Auswirkungen wird in Abbildung 8 dargestellt.

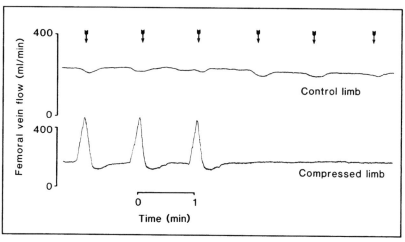

Abb. 8:
Stimulation des peripheren vasomotorischen Kontrollsystems durch intermittierende Beinkompression. Die obere Aufzeichnung stellt das unbehandelte und die untere Aufzeichnung das behandelte Bein dar.

Diese Abbildung stellt das Strömungsverhalten in den Femoralvenen eines Probanden zu gleicher Zeit dar. Die oben abgebildete Aufzeichnung stellt als Kontrolle das Verhalten im nicht-komprimierten Bein dar, während die unten abgebildete Aufzeichnung das Strömungsverhalten im komprimierten Bein wiedergibt. Die untere Abbildung zeigt deutlich die massiven zyklischen Veränderungen des venösen Stroms, die durch die intermittierende Kompression erzeugt werden können. Dieser Effekt schwindet unmittelbar mit der Beendigung der intermittierenden Kompression. Auch im nicht-komprimierten Bein werden Modulationen im Strömungsverhalten sichtbar, mit jeder Kompression erfolgt ein Absinken des Stroms. Auf den ersten Blick erscheint diese Modulation als bloße Auswirkung des erhöhten Widerstands gegenüber dem venösen Ausstrom des durch das komprimierte Bein in die V. cava ausgetriebenen Blutvolumens. Das zyklische Absinken des Stroms setzt sich jedoch noch einige Minuten nach Absetzen der intermittierenden Kompression scheinbar selbständig fort.

Dieses Phänomen ist Beweis für die Existenz eines vasomotorischen Kontrollsystems, das durch die intermittierende Kompression stimuliert wird.

Der Sitz dieses Kontrollsystems ist bisher unbekannt, aber der Stimulationseffekt könnte nutzbar gemacht werden, indem die intermittierende Kompression abwechselnd an beiden Beinen angewandt wird.

Schlußfolgerung

Die Anwendung der intermittierenden Beinkompression kann tiefgreifende hämodynamische Auswirkungen auf das venöse System haben. Geht man davon aus, daß die Verhinderung der postoperativen Thrombose im Prinzip darin besteht, den venösen Strom beim anästhesierten Patienten dem eines gehenden Menschen anzunähern, so besitzt die intermittierende Kompression außerordentliche Bedeutung.

Ein Gerät für die intermittierende Kompression sollte folgende Kriterien erfüllen, um eine hämodynamische Maximalwirkung zu erzielen:

1 Die Kompression sollte vom Fuß bis zum mittleren Unterschenkel angewendet werden.

2 Eine Basiskompression von 1 kPa sollte kontinuierlich angewandt werden.

3 Die überlagernden Druckimpulse sollten alle 90 Sekunden wirksam werden.

4 Die Impulse sollten einen äußeren Druck erzeugen, der sich von = 1 kPa bis zu maximal 6 kPa steigert und anschließend auf ein Basisniveau von 1 kPa zurückfällt.

Literatur

1. Cotton, L. T., Roberts, V. C. (1977). Surgery, *81*, 228–235.
2. Roberts, V. C. (1977). Triangle, *16*, 35–39.
3. Roberts, V. C., Sabri, S., Beeley, A. H., Cotton, L. T. (1972). Brit. Med. J. Surg, *59*, 223–226.
4. Spiro, M., Roberts, V. C., Richards, J. B. (1970). BMJ *1*, 719–723.

Fibrinolytischer Effekt und biochemische Aspekte der intermittierenden Beinkompression

P. Knox
Department of Biochemistry
St. George's Hospital Medical School
Cranner Terrace
GB London SW 17

Die intermittierende Kompression hat sich als außerordentlich nützlich bei der Behandlung von Ödemen und zur Prophylaxe gegen Thromboembolien erwiesen. In den vorangestellten Arbeiten wurden die systemischen Veränderungen dargestellt, die die intermittierende Kompression bewirkt. Im Vordergrund standen dabei bereits die erhöhte Fibrinolyse und die Auswirkungen auf die Hämodynamik.

Wie aus der intermittierenden Kompression der Extremitäten der fibrinolytische Effekt resultiert, ist keineswegs geklärt. Anschließend wird auf die Schwierigkeiten einer solchen Klärung anhand von Validitätsvergleichen unterschiedlicher biochemischer Methoden zur Bestimmung der Fibrinolyse hingewiesen.

Die Hypothese, daß die intermittierende Kompression die Fibrinolyse, die erwiesenermaßen nach chirurgischen Eingriffen herabgesetzt ist, erhöht, erscheint vielversprechend. Da Fibrinbildung und Abbau normalerweise ein fein abgestimmtes Gleichgewicht darstellen, kann ein verringerter Abbau zur Bildung von Thromben führen. Ein Thrombus stellt ein Netzwerk aus unlöslichem Fibrin dar, das Thrombozyten und rote Blutzellen enthält. Die Aktivierung des Gerinnungssystems läuft auf zwei Bahnen ab, dem Intrinsic System, das nur im Blut vorhandene Faktoren einbezieht, und dem Extrinsic System, das Gewebs- und Plasmafaktoren beisteuert. Beide Bahnen resultieren in der Aktivierung von Thrombin und der Umwandlung von Fibrinogen in Fibrin. Dieser Vorgang wird in Abbildung 1 dargestellt. Wichtig erscheint in diesem Zusammenhang, daran zu erinnern, daß es noch eine weitere Reaktion in diesem Ablauf gibt.

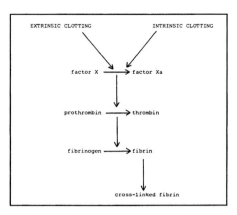

Abb. 1: Gerinnungswege

Es ist die Vernetzung von Fibrin durch das Enzym Transglutaminase. Diese Vernetzung ist bedeutungsvoll, denn sie verfestigt den Thrombus und schwächt die Wirksamkeit von Plasmin ab.

Die Lyse eines Gerinnsels durch fibrinolytische Mechanismen erfolgt durch Umwandlung von inaktivem Plasminogen zu aktivem Plasminogen. Abbildung 2 zeigt, daß durch den Gerinnungsmechanismus selbst Plasmin aktiviert wird ebenso wie die Freisetzung spezifischer Gewebsaktivatoren. Durch diese Gewebsaktivatoren beeinflußt die intermittierende Kompression wahrscheinlich die Fibrinolyse.

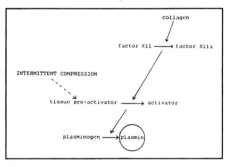

Abb. 2: Aktivierung von Plasminogen

In früheren Untersuchungen wurde die Bestimmung der fibrinolytischen Aktivität mit Hilfe der Auflösungszeit am Euglobulin-Koagulum (ECT: Euglobulin Clot Lysis Time) durchgeführt. Diese Methode, die in Abbildung 3 beschrieben wird, nutzt die Tatsache, daß sowohl Fibrinogen als auch fibrinolytische Enzyme bei geringer Salzkonzentration aus dem Plasma ausgefällt werden. Dieses Präzipitat kann zentrifugiert und in einer geeigneten Salzkonzentration aufgelöst werden. Es entsteht sofort ein Gerinnsel, das sich mit Hilfe einer Inkubation bei 37°C durch die

Wirkung des fibrinolytischen Enzyms, Plasmin, auflöst. Je rascher sich das Gerinnsel löst, je größer ist die fibrinolytische Aktivität. Aus Gründen der Vereinfachung drücken wir unser Ergebnis als reziproken Wert, 1000/ECT, aus, denn mit wachsender Zahl wächst auch die fibrinolytische Aktivität.

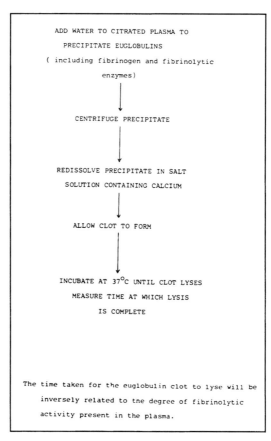

Abb. 3: Methode zur Bestimmung der Auflösungsgeschwindigkeit des Euglobulin-Koagulums.

Wir führen Hunderte von Bestimmungen der fibrinolytischen Aktivitäten durch. Wie bei anderen biochemischen Parametern besteht auch hierbei ein weitgefaßter Normalbereich. Abbildung 4 stellt die Ergebnisse, die mit Blutproben von gesunden Probanden unter einheitlichen Bedingungen erzielt wurden, kumulativ dar. Die breite Varianz stimmt mit den Ergebnissen anderer Laboratorien überein.

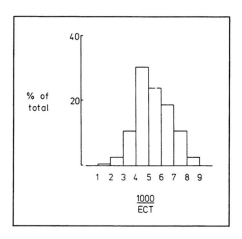

Abb. 4: Normalverteilung der Auflösungsgeschwindigkeit am Euglobulin-Koagulum.

Die Gesamtergebnisse, die im Hinblick auf die intermittierende Kompression erzielt wurden, weisen auf einen leichten Anstieg der fibrinolytischen Aktivität hin (die Durchschnittswerte 1000/ECT betrugen 5,2 vor und 6.0 nach nächtlicher Kompression).

Trotz der statistischen Signifikanz ist der Anstieg wegen der großen Streubreite unter Normalbedingungen unserer Meinung nach biologisch nicht aussagekräftig. Hinzu kommt, daß nur bei einigen Probanden die Wirkung der intermittierenden Kompression auf die ECT feststellbar war. Abbildung 5 stellt einige der typischen Ergebnisse dar. In einigen Fällen zeigte die intermittierende Kompression keine Ergebnisse. Insgesamt gesehen konnte der Effekt bei 67% der Fälle nicht nachgewiesen werden.

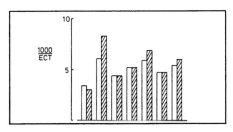

Abb. 5: Auswirkung der intermittierenden Kompression auf die jeweilige Auflösungsgeschwindigkeit am Euglobulin-Koagulum. Die unschraffierten Flächen stellen die Werte vor der Kompression, die schraffierten Flächen die Werte nach nächtlicher intermittierender Kompression dar.

Auch andere Methoden zur Bestimmung der Plasmin-Aktivität wurden von uns verwendet. Der Fibrin-Plattentest besteht aus einer Einzelschicht radioaktiv markierten Fibrinogens, das durch Plasmin löslich gemacht wurde. Eine andere Technik verwendet im Handel erhältliche chromogene Substanzen. Irritierend wirkt die

Tatsache, daß sich keine Korrelationen zwischen den Ergebnissen zeigten, die mit verschiedenen Bestimmungsmethoden erzielt wurden, obgleich identische Plasmaproben verwendet wurden. Abbildung 6 stellt ein solches Beispiel dar.

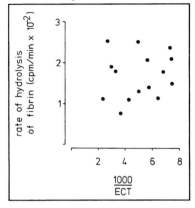

Abb. 6: Korrelation zwischen verschiedenen Methoden zur Bestimmung der Plasmin-Aktivität; Fibrin-Plattentest im Vergleich zur Bestimmungsmethode der Auflösungsgeschwindigkeit am Euglobulin-Koagulum.

Eine weitere Komplikation bei der Messung von Plasminspiegeln im Plasma stellt das Vorhandensein von potentiellen Plasmin-Inhibitoren dar. Dazu gehört α_2-Antiplasmin als wichtigster und α_2-Makroglobulin sowie andere Trypsininhibitoren. Freies Plasmin wird rasch an diese Inhibitoren gebunden. Tabelle 1 gibt die durchschnittlichen Plasmakonzentrationen von Plasminogen und die Konzentrationen der Inhibitoren an. Die Konzentrationen der Inhibitoren zusammengenommen sind größer als die von Plasminogen. Auch für den unwahrscheinlichen Fall, daß das gesamte Plasminogen aktiviert werden würde, bestünde immer noch ein Überschuß an Inhibitoren. Es hat sich gezeigt, daß der Plasmin-Antiplasminkomplex einen sehr geringen Aktivitätsgrad besitzt. Deshalb ist es wahrscheinlicher, daß die ECT eher noch als der Plasminspiegel die Restaktivität des Plasmin-Antiplasminkomplexes beeinflußt.

Tabelle 1

Plasmaspiegel von Plasminogen- und Plasmin-Inhibitoren	Durchschnittliche Plasmakonzentrationen
α_2-Antiplasmin	1 μM
α_2-Makroglobulin	0.4 μM
Andere Antiserinproteasen	0.3 μM
Gesamtplasminogen	1.5 μM

Weitere Schwierigkeiten in der Bestimmung der Gerinnungslyse verursachen die individuellen Eigenschaften des Gerinnsels. Innerhalb des Gerinnsels besteht ein breites Spektrum an Fibrin und anderen Proteinen, die natürlich die Auflösungsgeschwindigkeit mitbestimmen.

In vivo bindet sich Plasminogen an Fibrin. In dieser Bindung an Fibrin kann es zu Plasmin aktiviert werden. Plasmin in dieser Form wird kaum durch Inhibitoren beeinflußt. Dieser Sachverhalt wird durch Abbildung 7 schematisch wiedergegeben. Da Plasminogen-Aktivatoren instabil sind, verwenden wir eine spezielle Blutproben- und Zentrifugentechnik, um Aktivatorenspiegel vor und nach den kurzen Intervallen der intermittierenden Kompression zu messen. Abbildung 8 stellt das Ergebnis einer solchen Studie dar. Nach der Kompression ist der Aktivatorenspiegel deutlich erhöht. Dieses Ergebnis überrascht nicht zu sehr. Eine ähnliche Methode zur Bestimmung von Plasminogen-Aktivatoren wird routinemäßig in einer Reihe von hämatologischen Labors verwendet.

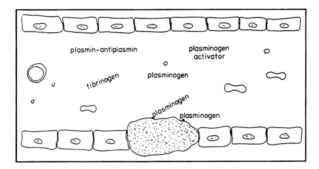

Abb. 7: Plasminogen-Bindung an ein fibrinhaltiges Gerinnsel im Endothel.

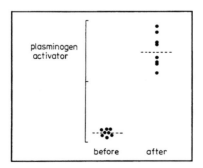

Abb. 8: Wirkung der intermittierenden Kompression nach kurzer Anwendung auf Plasminogen-Aktivatorspiegel.

Als Schlußfolgerung läßt sich feststellen, daß die ECT-Methode wahrscheinlich nicht die geeignetste Technik zur Messung systemischer Veränderungen durch die intermittierende Kompression ist. Diese Bestimmungsmethode wird durch verschiedene Faktoren wie natürliche Inhibitoren und die Unterschiedlichkeit des jeweiligen Gerinnsels kompliziert. Direktere Bestimmungsmethoden zur Messung von Plasmin- und Plasminogen-Akivatoren sind wahrscheinlich aussagekräftiger. Die Verwendung von immunchemischen Techniken weist einen neuen Weg in der Bestimmung von Plasmin-Antiplasminkomplex-Spiegeln. Es hat sich gezeigt, daß dieser Komplex Neoantigen-Determinanten enthält, die bei keinem der Proteine allein für sich zu finden waren. Andere Gebiete im Zusammenhang mit der intermittierenden Kompression, die untersucht werden müssen, sind die plasmin-unabhängigen fibrinolytischen Mechanismen. Es besteht kein Zweifel, daß Makrophagen und andere weiße Zellen äußerst aktive fibrinolytische Enzyme erzeugen, die nicht aus Plasmin bestehen. Welche Bedeutung diese Enzyme bei der Auflösung von Thromben in vivo besitzen, muß sich noch zeigen.

Die statistische Bewertung prophylaktischer Methoden

P. J. Vitek
Computer Centre
Royal Postgraduate Medical School
Hammersmith Hospital
Ducane Road
GB London W 12

Uns wurden heute bereits verschiedene Behandlungsmethoden dargestellt. In meinem Beitrag möchte ich Ihre Aufmerksamkeit auf statistische Begriffe und Prinzipien lenken, die in der Beurteilung von Prüfungen und Studien zum Tragen kommen.

Bevor beschrieben wird, wie ein klinischer Versuch und die Durchführung und Analyse der Ergebnisse anzulegen ist, soll zuerst die Definition von Schwartz und Lellouch (1) hinsichtlich zweier Arten klinischer Versuche angeführt werden. Eine neuartige Behandlung muß, sobald die Sicherheit am Menschen erwiesen ist, dahingehend überprüft werden, ob sie tatsächlich die behauptete Wirkung besitzt. Diese Prüfung ist eine unmittelbare Fortführung der Laborexperimente und soll die vorangegangenen Befunde stützen. Eine zweite Art klinischer Prüfungen, die ich als pragmatisch bezeichne, soll in erster Linie den praktischen Wert einer neuen Therapie gegenüber anderen bereits eingeführten Behandlungsformen beurteilen. Die dabei gewonnenen Resultate dienen als Empfehlung für therapeutische Entscheidungen in der klinischen Praxis.

Der Grund für die Unterscheidung dieser beiden Vorgangsweisen liegt nicht nur darin, daß die Zielsetzungen unterschiedlich sind. Es geht dabei auch darum, daß verschiedene Aspekte der Durchführung, der Auswertung und der Interpretation von Ergebnissen jeweils davon abhängen, welche dieser Vorgangsweisen gewählt wurde. Bei der pragmatischen Vorgangsweise ist eine exakte Beschreibung und Auswahl des Patientenguts sowie der Behandlungsformen besonders wichtig, da die Befunde für die praktische Anwendung herangezogen werden sollen.

Es muß dem Kliniker, der die Entscheidung zu treffen hat, bewußt sein, welche Charakteristika des Patientenguts wichtig sind, um sinnvolle Schlußfolgerungen ziehen zu können. In diesem Zusammenhang ist es vielleicht sinnvoll festzuhalten, daß eine Arzneimittelprüfung immer im Hinblick auf eine bestimmte Dosierung und Verabreichungsform erfolgt und daß die daraus abgeleiteten Empfehlungen jeweils nur für Gruppen von Patienten gelten, die sich nicht wesentlich vom Patientengut der Prüfung unterscheiden.

Einer der häufigsten Gründe für nicht aussagekräftige Prüfungen liegt darin, daß die Prüfer sich nicht von vornherein darüber im klaren sind, wie groß eine Studie angelegt und wie lang der Beobachtungszeitraum sein muß. Manchmal ist man sich auch nicht darüber im klaren, daß relativ große Unterschiede zwischen Behandlungen in einer klinischen Prüfung gar nicht darstellbar sein können, weil die randomisierten Unterschiede zwischen den Patientengruppen häufig viel größer sind, als ursprünglich erwartet wurde. Die Unterscheidbarkeit zweier klinischer Prüfungen hängt von verschiedenen Faktoren ab. Am wichtigsten sind die Fallzahl und die Wirksamkeit der zu prüfenden Therapieform. Je kleiner der Unterschied zwischen den Behandlungen ist, desto größer muß die Fallzahl sein, die benötigt wird. Das bedeutet natürlich entsprechend hohe Kosten. Bei Prüfungen, in denen es darum geht, den zeitlichen Ablauf bis zu einem bestimmten Ereignis zu vergleichen (z. B. der Nachweis der ersten Thrombose), hängt die Unterscheidungsfähigkeit der Prüfung von der Anzahl der Patienten ab, die von dem entsprechenden Ereignis betroffen sind, weniger von der Zahl der Prüfungsteilnehmer. Darauf wurde bereits von Peto et al. (2) hingewiesen. Sie haben eine Tabelle erstellt, die den Zusammenhang zwischen der Aussagefähigkeit von klinischen Prüfungen und einer bestimmten Anzahl von Ereignissen herstellt, die bei randomisierten Patienten in zwei Behandlungskollektiven zu gleichen Teilen auftreten. Wenn die erwartete Wirkung einer Therapie 2:3 beträgt, werden bereits mehr als 100 Ereignisse benötigt. Im Patientengut, das in eine Prüfung einbezogen wird, kommt natürlich ein bestimmtes Ereignis nicht in jedem Fall zum Tragen.

Das bedeutet, daß die Anzahl der Patienten, die zu einer Untersuchung herangezogen werden, wesentlich größer sein muß; um wieviel größer hängt von der Häufigkeit des zu erwartenden Ereignisses ab. Eine Lösung des Problems hinsichtlich der Patientenzahlen, die erforderlich sind, um einen Unterschied zwischen Therapieformen signifikant nachweisen zu können, wurde von Schwartz et al.(3) für verschiedene Formen der klinischen Prüfung entwickelt.

Um systematische Unterschiede zwischen Therapiegruppen auszugleichen, die Befunde entwerten können, müssen die Patienten den verschiedenen Kollektiven randomisiert zugeführt werden. Die Formulierung eines Protokolls muß relativ detaillierte Kriterien enthalten. Darunter fallen auch ethische Kriterien, die die Aufnahme in eine klinische Prüfung bestimmen. Patienten, die nicht in Frage kommen, dürfen von vornherein nicht berücksichtigt werden. Das ist besonders wichtig, denn ein Ausscheiden von Probanden aus der Untersuchung nach der Randomisierung führt zu einer Verzerrung der Ergebnisse. Manchmal müssen vor der Randomisierung Patientenkollektive geschichtet werden, um Verzerrungen, die durch prognostische Variablen eingebracht wurden, zu entfernen. Damit wird die eigentliche Zuordnung relativ kompliziert. Das ist aber nicht zwingend, denn es gibt statistische Methoden, mit denen der Verteilung prognostischer Variablen Rechnung getragen werden kann. Man spricht hier in den meisten Fällen von einer retrospektiven Schichtung. Es handelt sich dabei um eine rein statistische Methode, die auf vorliegende Daten angewendet werden kann. Der Nachteil einer vollständigen Randomisierung, insbesondere bei kleineren Prüfungen bzw. bei Prüfungen mit ungleichen Verhältnissen, liegt darin, daß die Zahl der Patienten in den

Behandlungsgruppen anders als geplant ausfallen kann. In diesen Fällen ist eine Pseudorandomisierung, die eine ausgeglichene Zuordnung entsprechend den Prüfanforderungen erlaubt, vorzuziehen.

Zur Auswertung der Ergebnisse von Vergleichsprüfungen gibt es verschiedene Methoden. Ihre Wahl hängt von der jeweiligen Problemstellung ab. Wenn beispielsweise die Zeit bis zum Eintritt eines Ereignisses irrelevant ist (Untersuchungen im Hinblick auf prophylaktische Anwendungen), brauchen die einzelnen Ereignisse nur gezählt zu werden. Die Signifikanz der Unterschiede zwischen den Behandlungen wird mit Hilfe des Chi-Quadrat-Tests beurteilt. Wenn aber ein erheblicher Teil der Patienten zu unterschiedlichem Zeitpunkt erkrankt, läßt sich eine empfindlichere und aussagekräftigere Beurteilung des Therapiewerts nicht nur durch Berücksichtigung des erkrankten Patientenanteils, sondern auch des Zeitpunkts, zu dem die Erkrankung nach der Zuordnung zur Patientengruppe eintrat, erzielen. Die zwei Methoden, die sich in diesem Zusammenhang als exakt und aussagekräftig erwiesen haben, sind die Life Table Methode und die logarithmischen P-Werte (2).

Die angeführten Methoden gehen davon aus, daß die erforderliche Fallzahl vor Beginn der Untersuchung berechnet und festgelegt wurde und die Auswertung erst dann vorgenommen wird, wenn die Ergebnisse vorliegen. Es muß betont werden, daß die Resultate verfälscht sein können, wenn diese Grundvoraussetzungen nicht erfüllt werden. Die Versuchsanforderung kann aber so geplant werden, daß die Beurteilung in Abständen während der Laufzeit der Untersuchung durchgeführt wird. Die Untersuchung kann abgebrochen werden, sobald eine Differenz festgestellt wird. Diese sequentiellen Analysen haben einen großen Vorteil, der von Prof. Armitage (4) herausgestellt wurde. Die Untersuchung läßt sich automatisch abbrechen, sobald sich eine Behandlungsart als wesentlich ungünstiger erweist. Allgemein ist es jedoch so, daß sich ein statistisch signifikanter Unterschied bei der Verwendung der sequentiellen Methode kaum so rasch zeigen wird, wenn eine Behandlungsart nur geringfügig ungünstiger ist (2).

Ethische Erwägungen spielen in jedem Stadium der klinischen Prüfung eine große Rolle und setzen der Untersuchung bestimmte Grenzen. Besonders wenn der Kliniker davon überzeugt ist, daß eine Therapieform für einen Patienten besser geeignet ist als eine andere, kann er die Auswahl nicht randomisieren.

Doppelblindversuche können dieses Problem zwar abschwächen, sind jedoch nicht anwendbar, wenn es darauf ankommt, daß der Arzt die Behandlung kennen muß, um Nebenwirkungen zu vermeiden. Wenn der Prüfungsablauf für einen Patienten völlig ungeeignet ist, muß aus ethischen Erwägungen davon abgegangen werden, selbst wenn dadurch die Befunde der Prüfung insgesamt abgeschwächt werden. Das Ausscheiden eines Patienten ist allerdings bei pragmatischer Handhabung einer Prüfung tatsächlich weniger schwerwiegend. Die Gegebenheiten, die auch in der Praxis zu erwarten sind, können von vornherein in die Definition der

Behandlung eingeführt werden (3). Auf keinen Fall dürfen ausgeschiedene Patienten jedoch von der Auswertung ausgeschlossen werden, weil damit das Ergebnis verzerrt und die Untersuchung ihren Sinn verlieren würde.

Literatur

1. Schwartz, D., und Lellouch, J. (1967), Explanatory and pragmatic attitudes in clinical trials, J. Chron. Dis., 20, 637–648.
2. Peto, R., Pike, M. C. et al. (1976), Design and analysis of randomized clinical trials requiring prolonged observations of each patient, Br. J. Cancer, 34, 585–612.
3. Schwartz, D., Flamant, R., und Lellouch, J. (1980), Clinical Trials, Academic Press Inc. (London) Ltd.
4. Armitage, P. (1975), Sequential Medical Trials, 2nd ed., Oxford: Blackwell Scientific Publications.

Diskussion im Plenum

Partsch
Herr Mühe, Sie haben gezeigt, daß eine Kompression mit 100 mm wesentlich effektiver zur Verhütung einer Thrombose war als eine mit 30 mm Hg und haben das relativ mechanistisch erklärt. Würden Sie die Beeinflussung von Gerinnungsfaktoren damit ausschließen oder halten Sie sie für wenig wahrscheinlich? Würden Sie eine Kompression von 100 mm Hg für die Routine in der Thromboseprophylaxe empfehlen?

Mühe
Als Chirurg neigt man dazu, eine Angelegenheit mechanistisch zu betrachten. Als wir unsere Untersuchungen begannen, habe ich mir überlegt, ob es möglich wäre, mit einer stärkeren Kompression die Strömungsgeschwindigkeit weiterhin zu erhöhen. Wir fanden, daß sich die Strömungsgeschwindigkeit durch eine Zunahme der Kompressionsstärke zwar noch weiter erhöhen läßt, aber nur bis zu einer gewissen Grenze. Wir verwendeten einen dreikammerigen Strumpf mit sequentieller pulsatiler Kompression von distal nach proximal, mit der Erwartung, daß ein noch größerer Druck kleine Thromben, die irgendwo in der Tiefe der Taschen von Venenklappen entstanden sind, ausmassieren müßte.

Bolliger
Welche Maßnahmen wenden Sie intraoperativ an?

Mühe
Bei den Patienten der Studie haben wir nach Einleitung der Narkose mit der intermittierenden pneumatischen Kompression begonnen und sie während des chirurgischen Eingriffs durchgeführt. Sie hat bei bauch- und thoraxchirurgischen Eingriffen nicht gestört. Bei orthopädischen Eingriffen an der Hüfte wurde lediglich das nicht operierte Bein komprimiert, denn das andere mußte man bei der Operation entsprechend abwinkeln und beugen.

Bolliger
Mich beeindruckt die Bezeichnung, das Gefäßsystem zu „schneuzen", also die Thrombozytenaggregate wegzuschwemmen.

Mühe
Diese Formulierung wurde in einem Diapositiv verwendet, das aus einer Ausgabe der Medical Tribune stammt. Ähnlich der Befreiung verlegter Atemwege durch das Schneuzen könnte man sich hier vorstellen, daß durch eine abrupte Beschleunigung der Strömungsgeschwindigkeit die Scherkräfte plötzlich so ansteigen, daß ein kleiner Thrombus, der sich bei der vorher bestandenen Strömungsgeschwindigkeit abscheiden konnte, abgeschert wird und somit wieder zur Lyse gelangt.

Roberts
Herr Mühe sieht die Wirkung der Lagerungsprophylaxe als wissenschaftlich nicht erwiesen an. – Wir veröffentlichen in The Lancet 1969 unsere Befunde, nach denen der venöse Rückstrom durch Hochlagerung der Beine um 5 Grad maximal gesteigert werden kann. Dadurch erhöht sich die Strömungsgeschwindigkeit um 20%.

Mühe
Vielen Dank für Ihren Hinweis. Die Erhöhung der Strömungsgeschwindigkeit habe auch ich gemessen, aber das ist noch kein Beweis, daß tatsächlich die Thromboserate reduziert wird.

Bachmann
Die kombinierte Anwendung von Heparin und intermittierender Kompression wurde bisher versuchsweise eingesetzt, aber ohne Ergebnis hinsichtlich einer additiven Wirkung. Wenn wir davon ausgehen, daß in der Abdominalchirurgie sowohl mit Low-dose-Heparin als auch mit der intermittierenden Kompression eine Thrombosewahrscheinlichkeit von 5% besteht, brauchten wir eine sehr große Anzahl von Patienten, um beweisen zu können, daß sich die Thromboserate mit der kombinierten Behandlung beispielsweise auf 2½% senken ließe. Das ist eines der Probleme. Das andere Problem besteht darin, daß wir die fibrinolytischen Interaktionen zur Zeit noch nicht ausreichend erforscht haben. In Lausanne haben wir drei Studiengruppen zusammengestellt, 100 Patienten wurden nur mit Low-dose-Heparin behandelt, 100 mit Low-dose-Heparin und Aspirin und 100 mit Low-dose-Heparin und intermittierender Kompression. Das Ergebnis wies statistisch keine Signifikanz auf, lediglich der Chirurg vertrat den persönlichen Eindruck, daß Heparin allein nicht so gut abgeschnitten habe.

Roberts
Ich bin hinsichtlich der Fallzahlen Ihrer Meinung. Jede klinische Prüfung, die Ergebnisse in der Größenordnung von 5% vergleichen will, benötigt enorme Fallzahlen. Das Dilemma besteht darin, daß wir für einen sichtbaren Vergleich 1000 Patienten benötigen. Ich bin nicht so ganz von der Interpretation der fibrinolytischen Wirkung, die Herr Knox vortrug, und einer kombinierten Anwendung mit Heparin, wie wir sie auch versucht haben, überzeugt.

Bolliger
Die orthopädischen Kliniken, die ich kenne, verwenden fast alle Dextran und antikoagulieren dann. Ich bin nach wie vor auch der Meinung, daß das heute noch die optimale Therapie ist, wenn man bei der medikamentösen bleibt. Herr Bachmann, Sie hatten die Anpassung der Low-dose-Heparin-Behandlung gefordert. Das wäre dann definitionsgemäß kein Low-dose-Heparin mehr.

Bachmann
Ich bin Internist. Ich glaube daran, daß die Thrombose eine multifaktorielle

Krankheit ist wie Krebs auch. Wir sollten uns nicht über die Frage streiten, ob die intermittierende Kompression oder Heparin besser ist.

Ich glaube im Prinzip immer noch an die Regeln von Virchow, die 1870 aufgestellt wurden. Stase ist ein Faktor und Hyperkoagulabilität ein anderer. Mit Heparin behandeln wir nur den einen Faktor und mit der intermittierenden Kompression den anderen. Ich glaube, wir sollten dahin gelangen, Patienten zu identifizieren, die zur Hyperkoagulabilität neigen, und denen geben wir Heparin; die, bei denen die Stase das Problem ist, behandeln wir mit intermittierender Kompression.

Wir sind von dem Prinzip ausgegangen, daß Low-dose-Heparin eigentlich keine Antikoagulation sein sollte, sondern eine Eukoagulabilität im Blut herstellt. Wir haben die PTT genommen, die partielle Thromboplastinzeit, und stellten willkürlich die Forderung, daß Patienten mit Hüftgelenkersatz-Operationen im oberen Normalbereich bleiben sollten. Wurde diese Forderung nicht erfüllt, erhöhten wir die Dosis. Wir stellten eine Studie zusammen, streng randomisiert, zwei Gruppen à 40 Patienten. Eine Gruppe erhielt die feststehende Dosis von 3×3500 E. Heparin. Sämtliche Patienten wurden phlebographiert, das Ergebnis: 40% Thrombosen. In der anderen Gruppe wurde die Dosierung mit 3×3500 E. Heparin begonnen und jeden Tag die PTT 6 Stunden nach Verabreichung von Heparin gemessen. Wenn die Werte unserer Forderung nicht entsprachen, wurde die Dosis adaptiert. Diese Patienten wiesen alle eine normale PTT auf. Sie war nicht verlängert. Die Dosierungen betrugen von einem zum anderen Patienten zwischen 3×4000 E. bis zu 3×10000 E. Heparin. Die Thromboserate war mit 13% statistisch hochsignifikant. Das nenne ich Optimierung der Heparin-Prophylaxe und immer noch Low-dose.

Partsch
Herr Roberts, Ihrer Ansicht nach besitzen Mehrkammer-Apparate gegenüber Einkammer-Systemen keinen Vorteil. Auf der anderen Seite zeigten Sie uns Phlebogramme mit Blutansammlung in den Sinus der Waden, die man vielleicht durch sequentielle Kompression vermeidet. Könnte es nicht sein, daß diese Blutansammlung durch Kompression der Femoralvene und durch gleichzeitig unzureichende Kompression der Wade entstanden ist?

Roberts
Wir haben diese Möglichkeit untersucht, das war tatsächlich der Fall. Leider erhielten wir auch mit sequentieller Kompression in einer anderen Studie entsprechende Resultate. Es ergab sich kein Vorteil.

Ott
Wie definieren Sie „Thrombose" und wie „Embolie"?

Roberts
Wir haben unsere Angaben über Thrombosen stets nach dem Radiofibrinogentest gemacht. Ich habe bereits 1974 im British Medical Journal für standardisierte Anga-

ben plädiert. Selbst bei Verwendung des Radiofibrinogentests müssen bestimmte Störquellen wie beispielsweise die Background-Aktivität ausgeschlossen werden. Ferner beeinflussen tägliche Veränderungen der Wadenperfusion die Messungen. Deshalb ist es wichtig, bestimmte Definitionen genau festzulegen. So sollte jeder Anstieg länger als 24 Stunden bestanden haben. Das bedeutet aber mindestens drei aufeinanderfolgende Messungen. Ich weiß nicht, ob diese Voraussetzungen für die Mehrheit der klinischen Prüfer, die sich mit Thrombosen befassen, gegeben sind.

Brunner
Verschiedene Autoren, wie z. B. van der Molen, nehmen an, daß die Kompressionstherapie die fibrinolytische Aktivität im Gewebe erhöht. Kann der „milchige Belag" im Gewebe bei Lymphödemen durch intermittierende Kompression beeinflußt und zur Resorption gebracht werden?

Knox
Wir haben diesen „milchigen Belag" bei ca. 17 Patienten mit Lymphödemen untersucht. Es läßt sich in der angesetzten Lösung kein Elastin nachweisen. Im Hinblick auf die Wirkung der intermittierenden Kompression untersuchten wir ferner die Gesamtproteine in dieser Lösung auf Veränderungen; es konnte lediglich eine sehr geringe Reduktion festgestellt werden.

Bachmann
Es besteht kein Zweifel, daß bei bestimmten Anwendungen der intermittierenden Kompression die Fibrinolyse gesteigert wird. Herr Roberts hat angedeutet, daß es wahrscheinlich darauf ankommt, welche Drücke wir anwenden und wie lange wir eine gewisse Anoxie im Gefäß verursachen. Geringe Anoxien reizen die Endothelzelle, und es wird ein vaskulärer Faktor mit einem Molekulargewicht von 70 000 ausgeschwemmt. Dieser vaskuläre Faktor spielt eine viel größere Rolle als das Plasminogen oder das Plasmin, von dem Herr Knox gesprochen hat. Er besitzt nämlich mit einem Kb von 10^{-9} eine außerordentliche Bindungskapazität zum Fibrin, so daß sich geringste Mengen, die im Plasma zirkulieren, in einem Fibringerinnsel anreichern werden. Einer meiner Mitarbeiter konnte zeigen, daß, wenn man ein Gerinnsel in Plasma einbringt, in dem eine Einheit dieses Faktors, dieses Aktivators, vorhanden ist, nachher eine Konzentration von 10 Einheiten im Gerinnsel nachweisbar ist. Ich glaube, diese Studien sollten unter verschiedenen Bedingungen wiederholt werden. Ich frage mich immer noch, ob bei Herrn Mühe mit der Anwendung hohen Drucks, von 100 mm, die besseren Resultate vielleicht nicht doch auf die Fibrinolyse zurückzuführen sind.

Bolliger
Wir dürfen die mit Low-dose-Heparin durchgeführten multizentrischen Studien nicht in Frage stellen. Die von Herrn Gruber durchgeführten Studien wurden sehr zuverlässig und gut gemacht. Die Zahlen zeigen eine Senkung der Thromboseinzidenz um fast die Hälfte und eine sehr deutliche Senkung der Rate an tödlichen Lungenembolien.

Voigt
Hohe Anforderungen bzgl. der Tests bei Untersuchungen zur Wirksamkeit einer Thromboseprophylaxe sind zu begrüßen. Wirksamkeitsüberprüfungen ohne Radio-Fibrinogentest oder Phlebographie sind m. E. nicht aussagekräftig. Genauso muß man für die Rate der tödlichen Lungenembolien fordern, daß die Diagnose postmortal durch eine Sektion gesichert wird. Die klinische Lungenembolie ist heute wegen der schwierigen Differentialdiagnostik unzureichend. Die Anforderung der intravitalen Diagnostik, die doppelte Lungenperfusionsszintigraphie, kann nur von bestimmten Zentren erfüllt werden.

Ott
Eine Studie ohne genaue Definition des zu untersuchenden Phänomens, außer z. B. Sektion, ist fragwürdig. Diese großen Skalen der Häufigkeiten von Thrombosen und Embolien, die uns in wissenschaftlichen Publikationen mitgeteilt werden, lassen offen, wie solche Untersuchungsergebnisse zu werten sind. Die Lungenembolien, die wir gesehen haben, sind unter „Low-dose-Heparin" aufgetreten.

Bei einer neuen Methode, mit der die Blutgerinnung verändert wird, sollte auf die Nebenwirkungen geachtet werden, z. B. Hämatome, daraus resultierenden Fisteln mit Sekundärinfektionen u. a. entwickeln sich plötzlich als Kehrseite der Behandlung. Eine genaue Bilanz der Heparinisierung bei der Thromboseprophylaxe ist bis heute noch nicht gezogen worden.

Helmig
Nach Virchow gibt es keine Embolie ohne Thrombose. Es gibt aber Embolien, bei denen wir die Thrombose klinisch nicht sehen können. Die Phlebographie wurde als sehr wirksamer Test dargestellt, um die Thromboserate nachzuweisen. An dieser Thromboserate durch die Phlebographie ist der Fibrinogentest gemessen worden. Die Phlebographie ist aus klinischen Erwägungen in der postoperativen Phase nicht so oft durchführbar. Aus diesem Grunde benutzt man zur Feststellung der Thrombosehäufigkeit den Fibrinogentest — soviel zur Thrombose. Bei der Lungenembolie, mit der ich mich sehr lange beschäftigt habe, ist intravital die Lungenperfusionsszintigraphie vor der Operation und beim Eintritt einer fraglichen Lungenembolie notwendig. Die alleinige Lungenperfusionsszintigraphie gibt allerdings keine Auskunft darüber, ob nicht vorher Perfusionsdefekte bestanden haben, die aufgrund anderer pulmonaler Veränderungen entstanden waren.

Daß die klinische Diagnose einer Lungenembolie nicht ausreicht, ist heute unumstritten. Wenn man die nach klinischen Gesichtspunkten diagnostizierten Lungenembolien mit denen vergleicht, die man auf dem Sektionstisch findet, beträgt die Differenz nach Sandredorn und nach eigenen Untersuchungen weit über 50%.

Vogt
Herr Bachmann, Sie haben beim normalen chirurgischen Krankengut die Heparinisierung routinemäßig durchgeführt und parallel dazu bei intensivmedizinisch

betreuten Patienten nach den Gerinnungswerten. Unter einer optimalen Überwachung der Gerinnung mit einer teilweise hochdosierten intravenösen Liqueminisierung kommen tödliche Lungenembolien vor. Das unterstreicht Ihre Meinung, daß noch andere Faktoren, die uns im Augenblick wahrscheinlich nicht bekannt sind, bei der Entstehung der Lungenembolie eine große Rolle spielen. Es ist die Frage, ob bei diesen Patienten eine zusätzliche mechanische intermittierende Kompression nicht die medikamentöse Behandlung verbessern kann.

Meine Zahlen stammen aus dem allgemein- und unfallchirurgischen Krankengut. Auffallend war bei uns – bei einer Sektionsfrequenz zwischen 70 und 80% und einem Patientengut mit hohem Risiko wegen des hohen Prozentsatzes an über 70jährigen –, daß trotz Liqueminisierung nach Gerinnungswerten in diesem Krankengut auf den Wachstationen im Rahmen einer Sepsis oder anderer Krankheitsbilder tödliche Lungenembolien vorgekommen sind.

Bachmann
Ich habe einen Kommentar zum Referat von Herrn Köhler. Die Faktor-VIII-Werte sprechen für eine Stimulation der Endothel-Zellen. Ein Problem liegt darin, daß die Probanden nach 5 Minuten Fahrrad-Ergometerbelastung nicht kontrolliert wurden. Die Halbwertzeit des vaskulären Plasminogen-Aktivators beträgt 2 Minuten; nach 4 Minuten beträgt der Wert 25% davon und nach 5 Minuten nur noch 20%. Dies ist nur ein Fünftel des Ausgangswertes und vielleicht ist es für eine Messung zu wenig.

Überraschend ist aber – das wird auch bei dieser kleinen Fallzahl deutlich –, daß offensichtlich bei allen Probanden eine Stimulation und eine Ausschüttung des Faktors VIII zu erreichen war, auch bei den Non-Respondern, die von allen, die ähnliche Messungen durchgeführt haben, erwähnt werden. Das wäre dann auch der Ansatzpunkt, welche weiteren Patientengruppen noch von der intermittierenden pneumatischen Kompression profitieren können.

Schlußworte

W. Schneider
Wenn man das, was heute nachmittag hier vorgetragen wurde, kurz zusammenfaßt, dann kann unbestritten gesagt werden, daß die intermittierende Kompression nicht rein mechanisch gesehen werden darf, daß biochemische, enzymatische und wahrscheinlich auch fibrinolytische Aktivitäten ausgelöst werden. Ferner hatte man den Eindruck, daß die Tendenz weg vom Heparin und hin zur intermittierenden Kompression geht. Als feststehende Erkenntnis des heutigen Tages können wir auf alle Fälle dabei bleiben, daß eine Thromboseprophylaxe mit physikalischen Methoden besser ist als ohne. Das ist doch wohl unbestritten. Ich muß sagen, wenn ich zu irgendeiner mittleren Operation ginge und ich würde vor die Alternative, Heparin oder physikalische Prophylaxe, gestellt, ich glaube, ich würde mich zur intermittierenden Kompression bekennen.

U. Brunner
Mein Schlußwort umfaßt natürlich den Dank an Sie, die Kongreßteilnehmer, insbesondere für Ihren Gedankenaustausch. Dann gebührt aber auch mein Dank der Firma Sanol, die es fertigbrachte, ein solches Expertengremium zusammenzuführen. Das ist immer eine Sternstunde für uns, die wir im Alltag und in der Praxis stehen.

Zusammenfassung für den praktizierenden Arzt

A. Schrey

Die Muskel-Venen-Pumpe stellt die körpereigene „intermittierende Kompression" dar, die bei einwandfreier Funktion durch rhythmische, aufeinander abgestimmte und nacheinander ablaufende Kompression und Dekompression den Blutrückfluß auch im Stehen und Sitzen gewährleistet.

Auch gesunde Reisende können nach stundenlangem Sitzen auf Intercontinental-Flügen statische Schwellungen in den Beinen beobachten und die Bedeutung der Muskel-Venen-Pumpe bewußt am eigenen Leib erfahren.

Das Expertengespräch am 28. Mai 1982 in Zürich zog eine Ist-Bilanz der apparativen „intermittierenden Kompression". Der Einsatz bei lymphostatischen Ödemen, der chronischen venösen Insuffizienz und der äußerst wichtigen Thromboseprophylaxe wurde ausführlich behandelt.

Die Bezeichnung „Altmeister der intermittierenden Kompression" für Prof. D. MELROSE aus London beweist, wie lange sich Experten bereits mit dieser Methode beschäftigen. Neu ist die wesentliche Verbesserung der apparativen Technik und ihr Einsatz nicht nur stationär, sondern ambulant durch den Patienten mit lymphostatischen oder venösen Ödemen bei sich zu Hause.

Ausschlaggebend für eine gezielte Therapie ist die einwandfreie Diagnose chronischer Schwellungen. Dieser Gesichtspunkt wurde von Prof. LOFGREN und Prof. BRUNNER herausgestellt. Die Therapie umfaßt ein Spektrum konservativer Maßnahmen, die auf jeden Patienten individuell abgestimmt sein sollten. Es reicht von der Bandage über die lokale Ultraschall-Behandlung bis zur apparativen Entstauung durch die intermittierende Kompression.

Unter dem Vorsitz von Prof. KLÜKEN, Essen, befaßte sich das Gremium mit der Behandlung von Ödemen bei chronisch-venöser Insuffizienz. Prof. SCHNEIDER wies darauf hin, daß die apparative intermittierende Kompression die Anwendung eines natürlichen Prinzips sei, allerdings mit stärkeren Kräften und höherem Wirkungsgrad.

Interessante neue Erkenntnisse stammen von Prof. WUPPERMANN, Hannover, über neue nuklearmedizinische Meßmethoden und von Prof. BOLLINGER, Zürich, über Fluoreszenz-Farbstoffuntersuchungen der Mikrozirkulation bei chronisch-venöser Insuffizienz.

Doz. Dr. PARTSCH, Wien, hob die Bedeutung der intermittierenden Kompression bei Patienten mit eingeschränkter Bewegungsmöglichkeit der Muskel-Venen-

Pumpe besonders hervor. Von wesentlichem praktischem Interesse ist die Forderung, die intermittierende Kompression durch Kompressionsverbände zu ergänzen, da es sonst infolge erhöhten Eiweißgehalts des Gewebes, durch erhöhten onkotischen Druck („Sog"), rasch zur Wiedereinschwemmung kommt.

Eine für manche Leser neue therapeutische Möglichkeit wurde von Prof. KLÜKEN und von Dr. PARTSCH vorgetragen: Auch bei arterieller Verschlußkrankheit der Beine mit Ödemen kann mit Hilfe der intermittierenden Kompression die Durchblutung gesteigert werden. Der Kompressionsdruck muß nach Dr. PARTSCH bei dieser Indikation unterhalb des lokalen arteriellen Perfusionsdrucks bleiben.

Da es sich bei den Krankheiten des „geschwollenen Beins" um chronische Krankheiten handelt, ist entscheidend, daß die Patienten zu Hause — wie Doz. Dr. PFLUG, London, vortrug und Prof. BRUNNER unterstrich — die Behandlung problemlos fortsetzen können.

In den letzten Jahren sind erhebliche Fortschritte in der Prophylaxe thromboembolischer Erkrankungen erzielt worden. Dr. BOLLIGER, Zürich, unterstrich, daß wirksame medikamentöse Methoden ergänzt und vervollständigt werden müssen.

Ob man sich der Lagerung, der Anti-Thrombose-Strümpfe, des Sofort- bzw. Frühaufstehens oder der Betätigung der Sprunggelenkpumpe, der elektrischen Wadenstimulation oder der intermittierenden Kompression bedient, bei allen Methoden ist es sehr wichtig, sie schon vor und während der Operation einzusetzen, weil ein großer Teil der Thrombosen intra-operativ entsteht. Unter den verschiedenen Möglichkeiten werden solche Methoden bevorzugt anzuwenden sein, die mit geringem Aufwand praktiziert werden können. Dazu gehört sicher die intermittierende Kompression. Die nicht medikamentösen Methoden — darauf wies Prof. OTT, Bad Godesberg, ausdrücklich hin — sollten wegen des sehr günstigen Nutzen/Risiko-Verhältnisses noch stärkere Beachtung finden.

Die Bedeutung der Prophylaxe thromboembolischer Erkrankungen unterstrich auch Prof. MÜHE, Erlangen, mit dem Hinweis, daß weder die alleinige medikamentöse noch die alleinige physikalische Therapie ausreichend seien. Er empfiehlt die Kombination physikalischer und medikamentöser Maßnahmen.

Bei orthopädischen Operationen ist auch heute — trotz medikamentöser Prophylaxe — die Thromboserate hoch, wie Prof. BACHMANN, Lausanne, ausführte. Etwa ein Viertel aller Patienten entwickelt eine tiefe Bein-Venen-Thrombose. Somit eignen sich orthopädische Operationen am Bein als Modell-Situation für kontrollierte Studien zum Wirksamkeitsnachweis von Methoden der Thrombose-Prophylaxe.

Prof. BACHMANN berichtete über eindrucksvolle Ergebnisse seiner Untersuchungen mit der intermittierenden Kompression: „Nach elektivem Hüftgelenkersatz erzielten wir mit der intermittierenden Kompression eine Verminderung der tiefen Venenthrombosen von 52% in der Kontrollgruppe auf 20% in der Therapiegruppe mit intermittierender Kompression. Ausgezeichnet waren die Resultate mit intermittierender Kompression auch nach Kniegelenkersatz. Hier wurde die Thromboseinzidenz statistisch signifikant von 75% auf 10% gesenkt."

Nach Prof. BACHMANN sind die Resultate mindestens so gut wie die medikamentöse Prophylaxe, erfreulicherweise mit dem Vorteil, keine erhöhte Zahl von Wundhämatomen in Kauf nehmen zu müssen. Die Experten Dr. KNOX und ROBERTS, beide London, fanden bei der intermittierenden Kompression nicht nur sehr deutliche hämodynamische, sondern auch hämorheologische Veränderungen. Vieles spricht für eine Erhöhung der fibrinolytischen Aktivität durch die intermittierende Kompression.

Prof. OTT, Bad Godesberg, verfügt über Erfahrungen mit der Anwendung der intermittierenden Kompression (HYDROVEN) bei ungefähr 400 Patienten in der allgemeinen Chirurgie. Bei keinem der mit intermittierender Kompression behandelten Patienten trat eine Lungenembolie auf. HYDROVEN wurde postoperativ, und zwar zweimal täglich 20 Minuten lang an beiden Beinen angewendet. Prof. OTT sieht in dieser Methode eine Behandlungsmöglichkeit und eine Möglichkeit zur Prophylaxe thromboembolischer Erkrankungen ohne die Risiken der medikamentösen Prävention.

Das aus Experten verschiedener Disziplinen zusammengesetzte Gremium ermöglichte eine umfassende Ist-Analyse der „intermittierenden Kompression". Sie ließ offene Fragen erkennen, zeigte aber deutlich den Wert der breiten Anwendung dieser Methode zur Behandlung des „dicken Beines" und zur Prophylaxe thromboembolischer Erkrankungen.

Stichwortverzeichnis

Aktivierung von Plasminogen 127
Akute Thrombophlebitis 21
Albuminraum-Bestimmung 61
Angioplastische Sarkomatose 29
Antithrombose-Strümpfe 92
Apparative Beinkompression
– Hauptindikation 58
Arterielle Verschlußkrankheit
– intermittierende
 Kompressionstherapie 77
– Ödeme 81
Arterielle Versorgung – Ödeme 62
Atrophie blanche 80
Ausstromvolumen 119

Beinschwellung 18 ff.
Beta-Thromboglobulin 113–114
Bettfahrrad 94 u. 98–99
Bier'sches Prinzip 77
Blutstromveränderung durch
 externen Druck 120
Br 82 50

Chronische-venöse Insuffizienz 47 ff.
– Behandlung 49
– Mikrozirkulation 56 ff.
Chronizität 65
Compliance 65

Dauerkompression 45
Dehnbarkeit der Venen 76
Dextran 138
Diff. D. venöses und lymphatisches Ödem 68
Diuretika 44

Einkammermodell 63
Einstromvolumen 119
Elastische Kompression 20
– der Beine 100
Elektive Hüftgelenkschirurgie
– Venenthrombosen 103
Elektrische Wadenstimulation 93 u. 95
Elephantiasis 42
Engymetrie 49
Entstauungstherapie
– Kombinierte physikalische 27, 30
Erysipel 24
Euglobulin-Koagulum/
 Auflösungsgeschwindigkeit 128 u. 129
Euglobulinlysezeit 114

Fahrradergometerbelastung/Hämostase 112
Faktor – VIII 142
Faktor – VIII – ass.-Antigen 114
Faktor – VIII: C. 114
Fermoralvenenstrom 118

Fibrinolytische Aktivität 108
Fließgeschwindigkeitsmessung 88 ff.
Frühaufstehen 92, 95
Fußmykosen 29
Fuß-Schaufel/Pedomobil 91

Gelenkpumpen/Betätigung 79/93
Gerinnungswege 127
Gesamtthromboserate 12
Geschwollenes Bein – Behandlung 20
– Diagnose 19
Gewebsdruck/Erhöhung 55
Gibson 33

Heimbehandlung 83
Heimgeräte 74
Heparin 101, 110
– prophylaxe/subkutane 106
– Thrombosafrequenz 105
– Wundhämatome 107
Hochlagerung der Beine 138
Hochlegen der Beine 20
Hydrostatischer Druck 20
Hydroven 81, 110, 146
Hydroven – Geräte intermittierende
 Kompression 40
– M-Gerät 72, 73
– S-Gerät 72, 73

Idiopathische Schwellung 21
Interkontinental-Flüge 144
Intermittierende Beinkompression
– biochemische Aspekte 126 ff.
– Fibrinolytischer Effekt 126 ff.
– hämodynamische Auswirkungen 116
– peripheres vasomotorisches
 Kontrollsystem 124
Intermittierender Druck 121
Intermittierende Kompression 11, 21 ff.
– Aktivierung der Thrombolyse 45
– Allgemeinchirurgie 110
– arterielle Verschlußkrankheit 77
– biochemische Effekte 14
– chronisches Ödem/Behandlung 64 ff.
– Dauerkompression 82, 83
– Englobulin-Koagulum/
 Auflösungsgeschwindigkeit 129
– Fibrinolyse 123, 140
– Infekte 43
– Lymphödeme der Beine 30
– orthopädische Chirurgie 102 ff.
– Plasminogen-Aktivatorspiegel 131
– postoperative Thromboseinzidenz 96
– Thromboseprophylaxe 106
– Verträglichkeit 108
– Wirkmechanismus 69 ff.

- Wirksamkeit 57, 71 ff.
- Wirkungsweise 54
Intermittierende, pneumatische
  Kompression – Hämatokrit 113
  – Hämostase 112
Intermittierende, pneumatische
  Unterschenkelkompression 93
Intravasales Volumen/
  Kompressionsstrümpfe 52
Intravaskuläres Blutvolumen 79

Kniegelenkersatz – Beinvenenthrombose 104
  – IK 107
Kompartiment-Konzept 66
Kompressionalternierende 48 ff.
Kompressionsintervall 121
Konstriktor 81

Lagerung 92
Langzeiteffekt/Registrierung 72
Langzeit-Kompressionsstrumpftherapie 84
Lichen sclerosus et athrophicus/
  tropfendes Ödem 82
Lipödem 28
Liqueminisierung 142
Low-dose-Heparin 138
Lungenembolie 101, 110, 141
Lympathisches Ödem 17 ff.
Lymphfisteln 18
Lymphödem 18
  – Beine ff 22
  – chirurgische Therapie 32 ff.
  – Differentialdiagnose 28
  – Komplikation 29
  – Konzentration der Proteine 69
  – primäre 23
  – sekundäre 23
Lymphostatische Schwellung 22
  – Lokale Eigenheiten 24 ff.
Lymphtransport 59 ff.

Malondialdehyd/Produktion 113
Maßnahmen/intraoperativ 137
Muskelpumpe 48
  – stilliegende 54
Muskel-Venen-Pumpe 144
Muskulo-venöser Pumpenmechanismus 20
Mykose 42

Nielubowicz 33
Nizoral 42

Oberschenkeltyp IIb nach Fontaine 77
O'Brian 33
Ödembildung Körperhaltung 51
Orthopädische Chirurgie/
  Intermittierende Kompression 102 ff.

Papillomatosen 29
Papillomatosis cutis 44

Pathophysiologie des Ödems 66
Photophletysmographie 62, 63
Physikalische Anwendung
  Austestungen 31
Physiologisches Ödem 18
Plasmin/Inhibitoren 130
Plasminogen/Inhibitoren 130
Plättchenfaktor 4 113, 114
Plättchenpopulation 113
Postoperativer Schmerz 14
Prophylaktische Methoden/statistische
  Bewertung 133

Radiofibrinogentest 139
Ratschow 77
Resektion nach Charles/
  Komplikation 38

Sofortaufstehen 92, 95
Solphase 67
Staged resection 33
Statischer Druck 117
Stemmer'sches Zeichen 45
Strömungsgeschwindigkeit
  – Kompression 138
Sudecksche Dystrophie 28
Sudecksches Syndrom 84
Syndikator nach Fuchs 81

Tc 99 55
Thompson 33
Thromboembolie-Prophylaxe 87 ff.
Thromboembolische Erkrankungen/
  Prophylaxe 145
Thrombosehäufigkeit/
  Paraplegiker-Zentren 79
Thromboseprophylaxe
  – Wirksamkeit 141
  – gebräuchliche Methoden 92
  – mechanische 94
  – intermittierende Kompression 106
Thrombozytenmikroaggregate 100
Thrombozytenzahl 113
Transkapillarer Flüssigkeitsaustausch 67
Tretvorrichtungen 97

Ultraschall/Behandlung
  der Barrieren 44

Vaskulärer Plasminogen-Aktivator 142
Vaskulator 81
Venöse Insuffizienz 18
Volumenmessung der Extremität 58

Wadenmuskelpumpe 116
Wundheilung 14

Der Workshop, der am 28. Mai 1982 in Zürich stattfand, wurde von SANOL Schwarz GmbH, Monheim, unterstützt.